AF141930

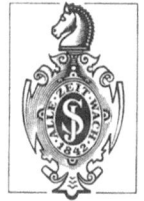

Fortbildung

Innere Medizin – Intensivmedizin

Herausgegeben von
M. Alcock · Heidelberg   K. D. Grosser · Krefeld
W. Nachtwey · Hamburg   G. A. Neuhaus · Berlin
F. Praetorius · Offenbach   H. P. Schuster · Mainz
M. Sucharowski · Berlin   P. Wahl · Heidelberg

R. Besser

Erkrankungen des zentralen und peripheren Nervensystems

P. Lübcke

Störungen der Blutgerinnung und Fibrinolyse

Mit 34 Abbildungen

Springer-Verlag
Berlin Heidelberg New York 1982

Dr. med. Roland Besser
Klinik und Poliklinik
für Neurologie der Universität
Langenbeckstraße 1
6500 Mainz

Dr. med. Peter Lübcke
Oberarzt der III. Med. Abteilung
des Allgemeinen Krankenhauses Altona
Paul-Ehrlich-Straße 1
2000 Hamburg 50

CIP-Kurztitelaufnahme der Deutschen Bibliothek
Besser, Roland:
Erkrankungen des zentralen und peripheren Nervensystems/R. Besser. Störungen der Blutgerinnung und Fibri-
nolyse/P. Lübcke. – Berlin; Heidelberg; New York: Springer, 1982. (Fortbildung: Innere Medizin – Intensivmedi-
zin)
ISBN-13: 978-3-540-11390-4   e-ISBN-13: 978-3-642-68504-0
DOI: 10.1007/978-3-642-68504-0

NE: Lübcke, Peter: Störungen der Blutgerinnung und Fibrinolyse

Das Werk ist urheberrechtlich geschützt. Die dadurch begründeten Rechte, insbesondere die der Übersetzung des
Nachdruckes, der Entnahme von Abbildungen, der Funksendung, der Wiedergabe auf photomechanischem oder
ähnlichem Wege und der Speicherung der Datenverarbeitungsanlagen bleiben, auch bei nur auszugsweiser Ver-
wertung vorbehalten. Die Vergütungsansprüche des § 54, Abs. 2 UrhG werden durch die „Verwertungsgesellschaft
Wort", München, wahrgenommen.

© by Springer-Verlag Berlin · Heidelberg 1982

Die Wiedergabe von Gebrauchsnamen, Handelsnamen, Warenbezeichnungen usw. in diesem Werk berechtigt
auch ohne besondere Kennzeichnung nicht zu der Annahme, daß solche Namen im Sinne der Warenzeichen- und
Markenschutz-Gesetzgebung als frei zu betrachten wären und daher von jedermann benutzt werden dürften.

2119/3140-543210

Vorwort

Im Rahmen der umfangreichen Schriftenreihe Intensivmedizin verfolgen die Fortbildungsbände das Ziel, spezielle Probleme der Intensivmedizin in monographischer Form eingehender zu bearbeiten. Nach den Darstellungen des Wasser- und Elektrolythaushaltes, des Säure- und Basen-Haushaltes, der zentralen Venendruckmessung, des Schocks, der Vergiftungen und der Krankenhaushygiene im Bereich der Intensivmedizin werden in dem vorliegenden 7. Band die neurologischen Probleme und die Störungen der Blutgerinnung und Fibrinolyse abgehandelt. Beide Abschnitte sind in sich geschlossen und wurden aus Raumgründen in einen Band zusammengefaßt. Beide Themen betreffen allgemeine und zentrale Fragestellungen der Intensivmedizin.

Mit der Weiterentwicklung der Methoden zur Beherrschung von Insuffizienz und Versagen peripherer Organe haben die Störungen des zentralen Nervensystems auch aus prognostischen Gründen zunehmend an Bedeutung gewonnen. Ihre Erkennung, ihre Einbeziehung in das Gesamtbild des kritisch Kranken sowie die Behandlung und Pflege der betroffenen Patienten stellen eine Aufgabe für alle intensivmedizinischen Schwerpunktbereiche dar. Störungen der Hämostase zählen zu den kardinalen Ereignissen in der Pathophysiologie des kritisch Kranken und können ebenfalls Patienten mit den unterschiedlichsten Grundleiden betreffen.

Auch der vorliegende Band ist zur Fortbildung aller in der Intensivmedizin tätigen Schwestern, Pfleger und Ärzte gedacht. Ich wünsche ihm in diesem Sinne viel Erfolg.

Mainz, 1982   H.-P. Schuster

Inhaltsverzeichnis

Erkrankungen des zentralen und peripheren Nervensystems

Von R. Besser

1. Topographische Anatomie

Das Zentralnervensystem umfaßt jene Organteile, die vom Spinalkanal und dem Gehirnschädel umschlossen werden. Der Spinalkanal stellt einen röhrenförmigen Hohlraum dar, der durch die rückwärtigen Anteile der Wirbelkörper und durch die Wirbelbögen gebildet wird. Die vertikale Verbindung dieser knöchernen Anteile wird durch das hintere Längsband und das Ligamentum flavum hergestellt, so daß ein geschlossener Kanal entsteht. Zwischen zwei Wirbelbögen finden sich seitlich jeweils zwei Öffnungen (Intervertebralforamen). Der Gehirnschädel wird durch die Schädelbasis und das Schädeldach (Kalotte) gebildet, so daß ein halbkugelförmiges Gebilde entsteht. Spinalkanal und Gehirnschädel stehen durch das große Hinterhauptsloch (Foramen magnum) in Verbindung.

1.1. Rückenmark und Gehirn

Im Spinalkanal liegt das Rückenmark, welches beim Erwachsenen in Höhe des 1. und 2. Lendenwirbelkörpers endet. Cranialwärts erreicht das Rückenmark das große Hinterhauptsloch und geht in den tiefsten Hirnteil, das *verlängerte Mark* (Medulla oblongata) über. Es folgt ein mächtiger wulstförmiger Hirnteil, die *Brücke* (Pons). Oberhalb der Brücke folgt das *Mittelhirn* (Mesencephalon). Es zeigt in der Ansicht von vorn die auseinanderstrebenden Hirnschenkel (Crura cerebri) und auf der Rückseite vier halbkugelige Höcker, die Vierhügelplatte (Lamina quadrigemina). Auf dieser Seite werden die bisher beschriebenen Hirnteile durch das *Kleinhirn* (Cerebellum) überlagert. Es besteht aus den beiden Kleinhirnhemisphären und dem in der Mitte gelegenen Kleinhirnwurm. Die Verbindung mit den anderen Hirnteilen erfolgt über die Kleinhirnstiele (Pedunculi) (Abb. 1).

Auf das Mittelhirn folgt das *Zwischenhirn* (Diencephalon). Als wichtigsten Anteil erkennt man in der Ansicht von vorne die Hypophyse. Der Hauptteil ist jedoch nicht sichtbar, da er vom *Endhirn* (Telencephalon) überlagert ist. Dieser Hirnabschnitt ist durch den Mittelspalt in zwei Hemisphären geteilt, die durch den Balken (Corpus callosum) verbunden sind. Die Oberfläche des Endhirns ist durch Furchen (Sulci) in Hirnwindungen (Gyri) unterteilt. Besonders tiefe Furchen (Fissura Sylvii, Fissura centralis und Fissura parietooccipitalis) teilen jede Hemisphäre in einen Frontallappen, Schläfenlappen, Scheitellappen und Hinterhauptslappen. In der Tiefe des Endhirns liegen große Kerne (Schweifkern, Linsenkern, Vormauer und Mandelkern), die ebenso Zellansammlungen entsprechen, wie die graue Substanz der Hirnrinde. Der weitaus größte Teil besteht jedoch aus der weißen Substanz, die dem Fasersystem entspricht (Abb. 2).

1.2. Hirnkammern

Das ursprüngliche embryonale Nervenrohr ist in verschiedenen Hirnteilen zu besonderer Größe aufgetrieben, so daß die Hirnkammern (Ventrikel) entstehen. Die *Seitenventrikel* (1. und 2. Ventrikel) liegen paarig im Inneren der Großhirnhemisphären. Zum *3. Ventrikel* bestehen zwei Verbindungen (Foramina interventricularia). Dieser wird von Anteilen des Zwischenhirns begrenzt. Nach unten verläuft eine schmale Verbindung (Aquädukt) durch das Mittelhirn

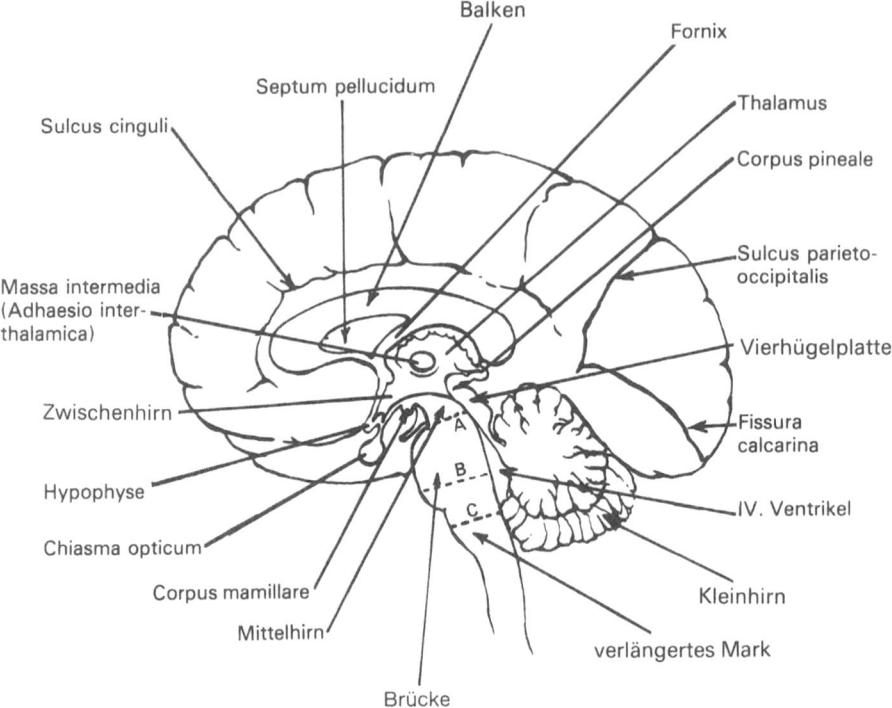

Abb. 1. Längsschnitt durch das Gehirn mit medialer Ansicht des Großhirns

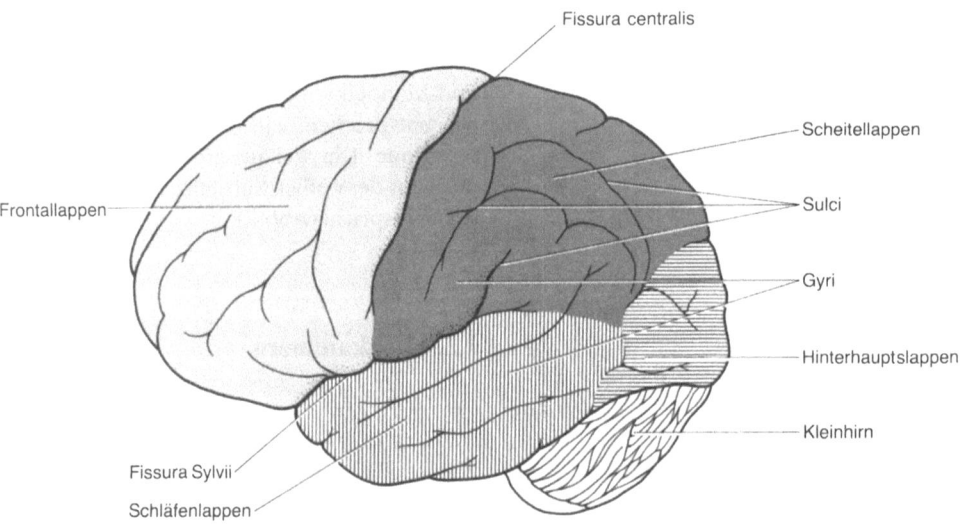

Abb. 2. Seitliche Ansicht des Endhirns (Großhirn)

und führt zum *4. Ventrikel,* der zwischen verlängertem Mark und Brücke auf der Vorderseite und dem Kleinhirn an der Hinterseite liegt. Von ihm aus gehen drei Verbindungen zur Außenseite des Gehirns. In der direkten Fortsetzung mündet der 4. Ventrikel in den *Zentralkanal* des Rückenmarks (Abb. 3).

1.3. Hirnhäute und Subarachnoidalraum

Zwischen dem knöchernen Anteil der Schädelkapsel bzw. des Spinalkanals und dem Zentralnervensystem liegen drei Hirnhäute. Der äußerste Anteil entspricht der *harten Hirnhaut* (Dura mater). Sie umkleidet allseits das Gehirn und das Rückenmark und ist an der Schädelbasis an mehreren Stellen fest mit dem Knochen verbunden. Von hier aus senkt sich die Hirnsichel (Falx cerebri) in den Mittelspalt zwischen die Großhirnhemisphären und die Kleinhirnsichel (Falx cerebelli) zwischen die Kleinhirnhemisphären. Der funktionell wichtigste Anteil ist das Kleinhirnzelt (Tentorium cerebelli), welches sich zwischen Großhirn und Kleinhirn spannt und nach vorn eine Öffnung zeigt, durch die das Mittelhirn zieht. Der Raum unterhalb des Kleinhirnzelts wird als hintere Schädelgrube bezeichnet (Abb. 4).

Unter der harten Hirnhaut – durch einen schmalen Spalt getrennt – liegt die *Spinngewebshaut* (Arachnoidea). Sie bildet zottenartige Auswüchse (Pacchioni-Granulationen), die in die harte Hirnhaut, insbesondere in die venösen Blutleiter eindringen.

Unter der Spinngewebshaut liegt die *weiche Hirnhaut* (Pia mater) dem Gehirn direkt auf. Sie folgt sämtlichen Einbuchtungen von Gehirn und Rückenmark, so daß zur Spinngewebshaut ein Zwischenraum, der Subarachnoidalraum, existiert. Besonders große Ausbuchtungen werden als Zisternen bezeichnet. Aufgabe der gefäßführenden Pia mater ist die Ernährung des Gehirns. Daneben bildet sie in den inneren Hirnräumen den Plexus chorioideus, der für die Liquorproduktion verantwortlich ist.

Die inneren Hirnräume sind mit Liquor cerebrospinalis gefüllt. Sie stehen mit den äußeren Liquorräumen in Verbindung, die dem Sub-

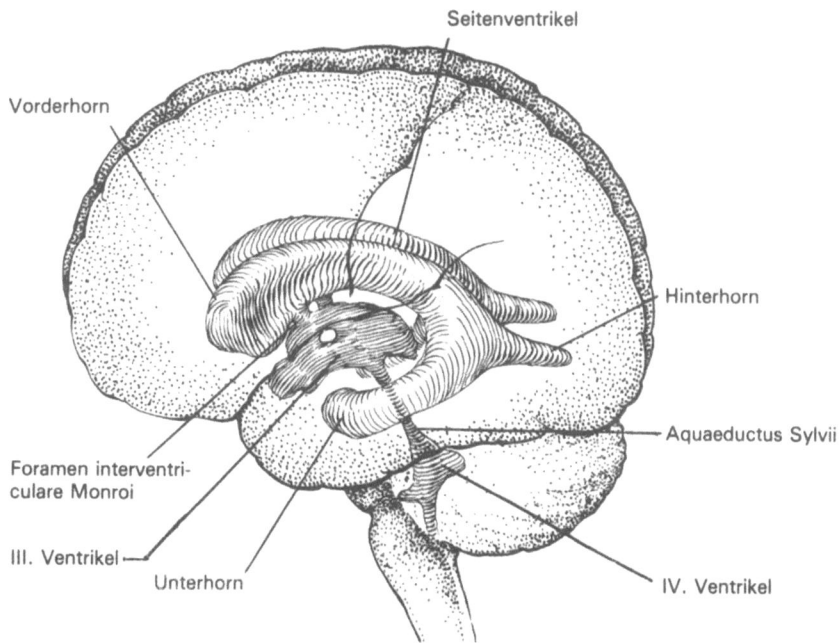

Abb. 3. Hirnkammern und ihre Beziehung zu den Hirnteilen

a

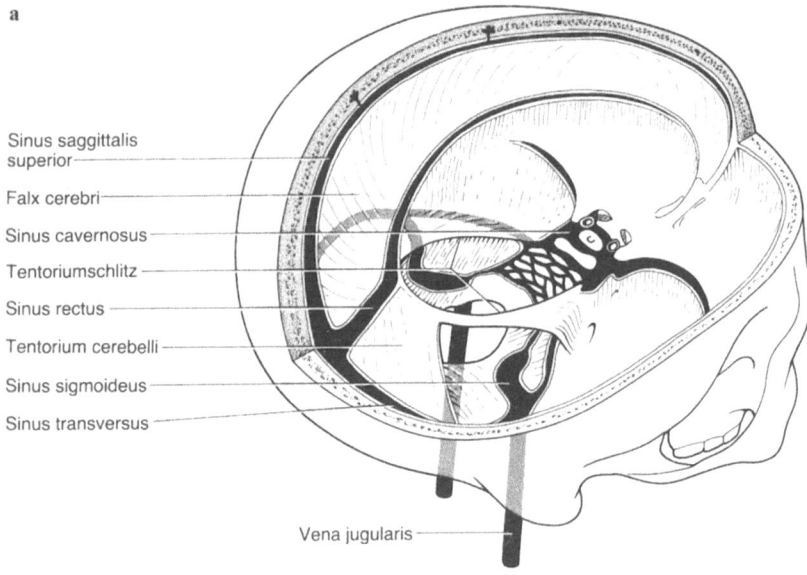

Sinus saggittalis
superior

Falx cerebri

Sinus cavernosus

Tentoriumschlitz

Sinus rectus

Tentorium cerebelli

Sinus sigmoideus

Sinus transversus

Vena jugularis

b

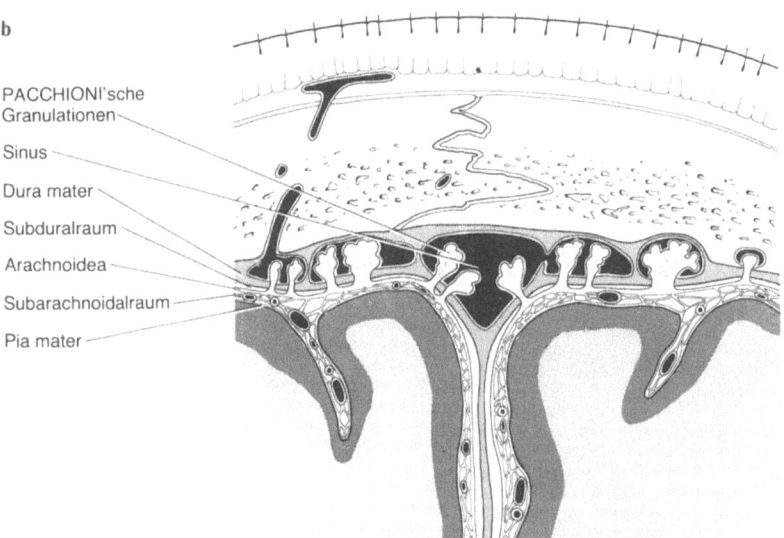

PACCHIONI'sche
Granulationen

Sinus

Dura mater

Subduralraum

Arachnoidea

Subarachnoidalraum

Pia mater

Abb. 4. a Harte Hirnhaut (Dura mater) mit venösen Blutleitern. **b** Lage der verschiedenen Hirnhäute und Paccioni-Granulationen

arachnoidalraum entsprechen. Von den Zisternen ist die Cisterna cerebellomedullaris zwischen Kleinhirn und verlängertem Mark von besonderer Bedeutung, da hier durch Punktion Liquor gewonnen werden kann (Suboccipitalpunktion). Unterhalb des Rückenmarks – im Bereich der Lendenwirbelsäule – findet sich ebenfalls ein großer Subarachnoidalraum, aus

dem durch Lumbalpunktion der Liquor gewonnen werden kann. Durch die Verbindung zwischen inneren und äußeren Liquorräumen lassen sich Liquorveränderungen an allen Stellen gleichmäßig nachweisen.

1.4. Gefäßversorgung

Die Blutversorgung des Gehirns erfolgt über zwei große Stromgebiete. Die *Arteria carotis interna* entspringt aus der Arteria carotis commu-nis. Sie gelangt paarig im seitlichen Halsbereich zur Schädelbasis in den Gehirnschädel, wo sie sich in Arteria cerebri anterior und Arteria cerebri media teilt.

Das zweite Stromgebiet entspringt aus den beiden Vertebralarterien, die sich zur *Arteria basi-*

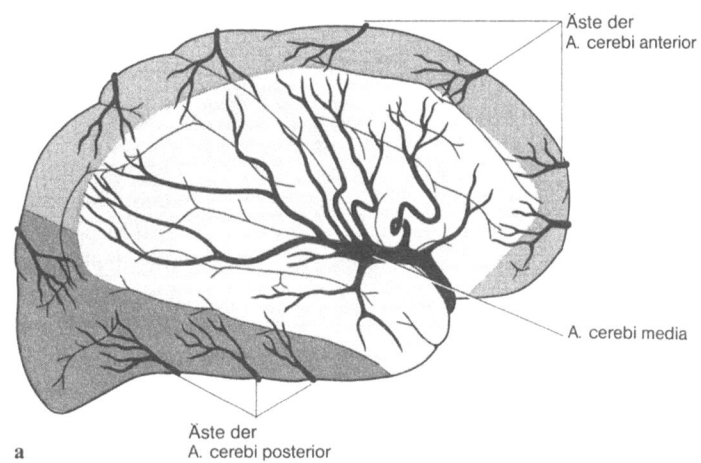

Äste der
A. cerebi anterior

A. cerebi media

Äste der
A. cerebi posterior

a

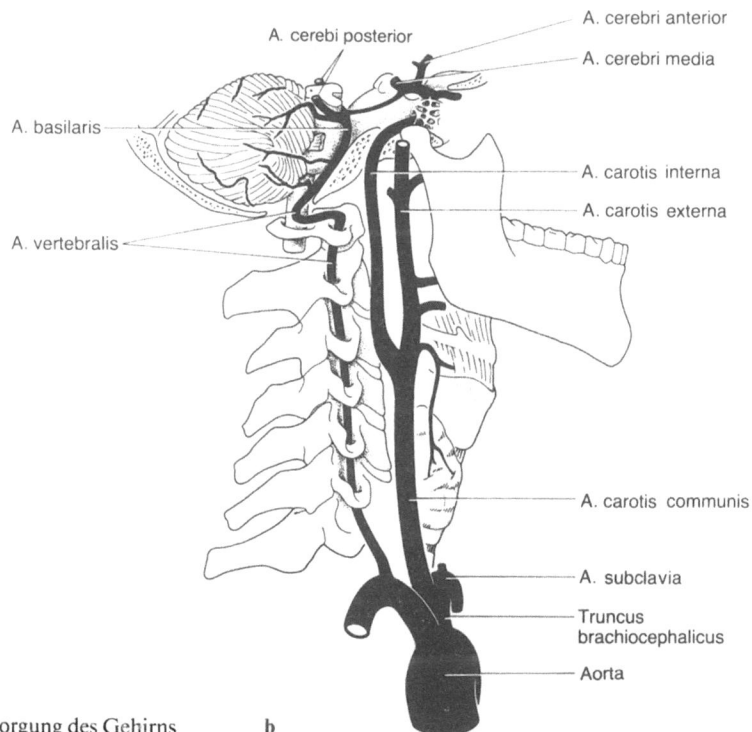

A. cerebi posterior

A. cerebri anterior

A. cerebri media

A. basilaris

A. carotis interna

A. carotis externa

A. vertebralis

A. carotis communis

A. subclavia

Truncus brachiocephalicus

Aorta

Abb. 5. Arterielle Gefäßversorgung des Gehirns   b

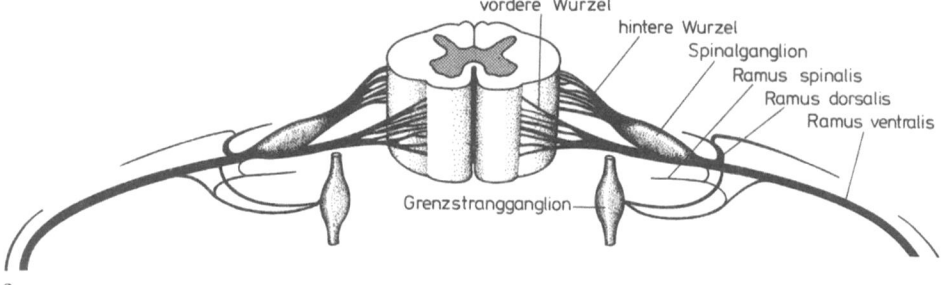

a

Abb. 6. a Rückenmark und Vorder- und Hinterwurzel.
b Lage des Rückenmarks im Wirbelkanal mit Nervenwurzeln

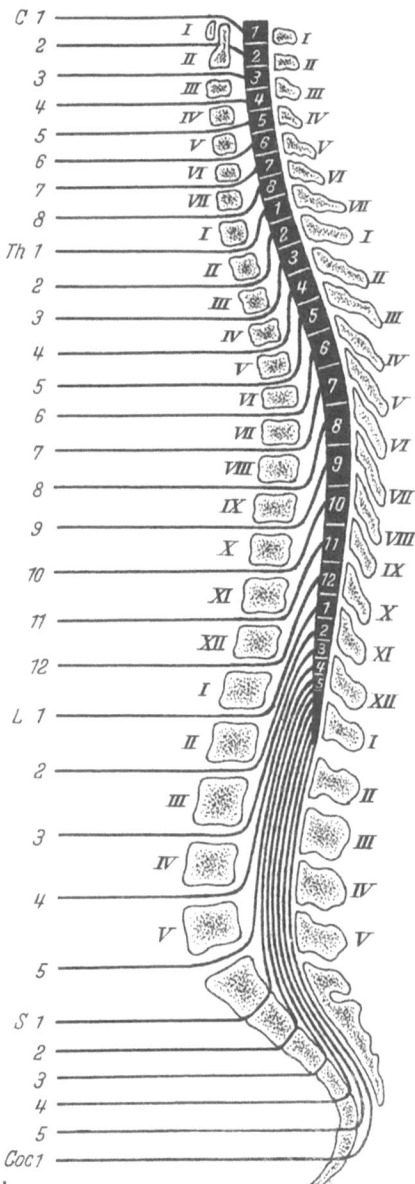

b

laris vereinigen, die sowohl den Hirnstamm als
auch über die Arteria cerebri posterior das
Großhirn versorgt. Beide Stromgebiete stehen
über den Circulus arteriosus Willisi in Verbindung (Abb. 5).

Der Abfluß des venösen Bluts erfolgt über die
inneren und äußeren Hirnvenen. Sie ergießen
sich in ihrem Endabschnitt in die *venösen Blutleiter* in der Dura mater (Sinus). Diese verlaufen
zur Jugularvene, von wo aus das Blut zum Herzen gelangt (Abb. 4).

Die Blutversorgung des Rückenmarks erfolgt
über eine vordere und zwei hintere Längsarte-
rien. Sie erhalten ihre Zuflüsse direkt aus der
Aorta bzw. der Vertebralarterie.

1.5. Nervenwurzeln und peripherer Nerv

Auf dem Querschnitt des Rückenmarks erkennt
man zentral die typische schmetterlingsförmige
Figur, die als graue Substanz den Zellanhäufun-
gen entspricht. Sie ist umgeben von der weißen
Substanz, die den Leitungsbahnen entspricht.
Von Hinter- und Vorderhorn der Schmetter-
lingsfigur treten verschiedene Wurzelfäden seitlich aus dem Rückenmark aus. Sie bilden hier
die *Vorder- bzw. Hinterwurzeln.* Beide vereinigen sich zum *Spinalnerven.* Vor dieser Vereinigung schwillt die Hinterwurzel zum Spinalganglion an (Abb. 6).

Die Zahl der Spinalnerven bzw. Wurzeln entspricht der segmentalen Organisation des Rük-

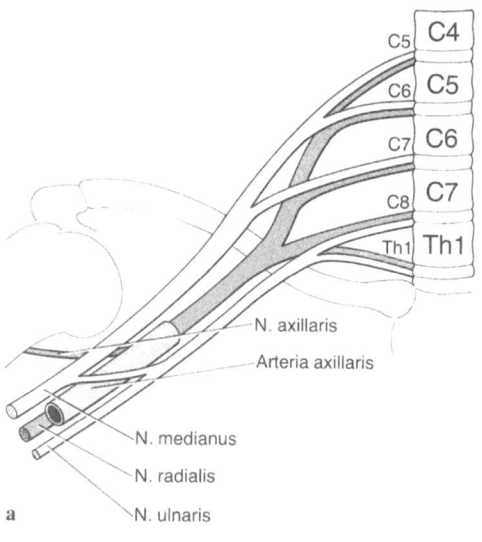

Abb. 7. Nervenwurzel, Plexus und periphere Nerven.
a Plexus cervicobrachialis. **b** Plexus lumbosacralis

kenmarks bzw. der Wirbelsäule, so daß 8 Cervical-, 12 Thoracal-, 5 Lumbal-, 5 Sacral- und 1–3 Coccygeal-Wurzeln bzw. Nerven existieren. Da das Rückenmark in Höhe des oberen Lumbalkanals endet, bilden die Nervenwurzeln der Lumbal- und Sacralsegmente im unteren Teil die *Cauda equina*.

Zwischen zwei Wirbelbögen tritt durch das Zwischenwirbelloch (Foramen intervertebrale) jeweils ein Spinalnerv aus. Unmittelbar nach dem Austritt teilt er sich in einen hinteren und vorderen Ast. Während der hintere Ast direkt zu den hinteren Partien des Stamms verläuft, vereinigen sich die vorderen von C 1 bis Th 1 und von Th 12 bis S 5 zu kräftigen Nervengeflechten, dem Plexus cervicobrachialis bzw. Plexus lumbosacralis. Hier findet eine starke Durchmischung der Nervenfasern statt, so daß die ursprünglich segmentale Innervation zur peripheren Innervation wird (Abb. 7).

Die Plexus versorgen insbesondere die Extremitäten, während die vorderen Anteile des Stamms zwischen Th 2 und Th 12 von den Spinalnerven nach segmentalem Muster versorgt werden.

Die wichtigsten Nerven aus dem oberen bzw. unteren Plexus sind: Nervus medianus, Nervus ulnaris, Nervus radialis (Plexus cervicobrachialis).

Nervus ischiadicus, Nervus femoralis, Nervus obturatorius (Plexus lumbosacralis).

Entsprechend den sensiblen und motorischen Leitungsqualitäten der Nerven enden die Nervenfasern entweder an sensiblen Hautrezeptoren oder an der Muskulatur.

1.6. Muskulatur

Die Muskelfaser besteht aus verschiedenen Proteinen, von denen die kontraktilen Proteine Actin und Myosin parallel zueinander angeordnet sind, so daß sie durch Parallelverschiebung eine Kontraktion bzw. Erschlaffung der Muskulatur bewirken können.

2. Funktionelle Anatomie und Pathologie

2.1. Motorisches System

2.1.1. I. und II. motorisches Neuron

Das motorische System sorgt für die Innervation der Muskulatur und damit für den Bewegungsablauf. Es nimmt seinen Ursprung in den Zellen der Hirnrinde (Gyrus praecentralis). Für jeden Körperabschnitt existiert halbseitig ein bestimmtes Zellareal, so daß ein sog. Homunculus entsteht. Die Fortsätze dieser Zellen bilden die Pyramidenbahn (I. motorisches Neuron). Sie konvergieren rasch zur Mitte und verlaufen

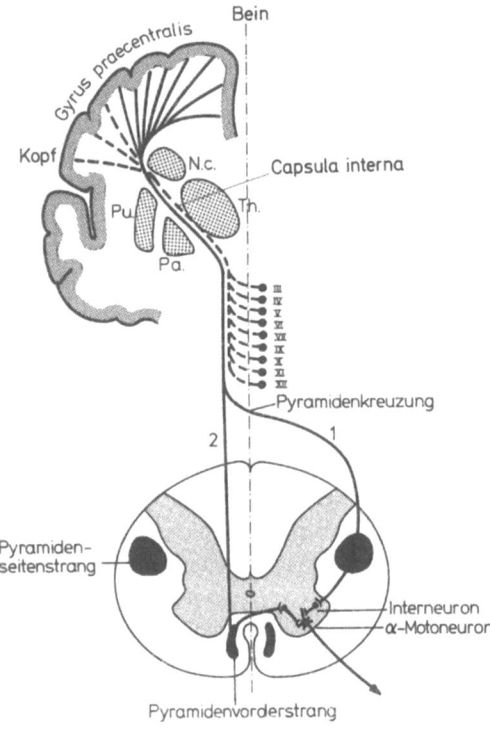

Abb. 8. Verlauf der Pyramidenbahn und klinische Bilder bei verschieden lokalisierten Schädigungen

durch die Capsula interna – von Thalamus und Linsenkern begrenzt. Nach unten gelangt die Pyramidenbahn im Mittelhirn in die eng aneinanderliegenden Hirnschenkel, danach in den Brückenfuß, bis schließlich im verlängerten Mark jede Bahn zur Gegenseite kreuzt (Decussatio pyramidorum). Im Rückenmark erreicht die Pyramidenbahn abwärts verlaufend das Vorderhorn (Abb. 8).

Hier erfolgt die Umschaltung auf das periphere Neuron (II. motorisches Neuron). Es verläßt das Rückenmark über die Vorderwurzel und verläuft über den peripheren Nerven bis zur motorischen Endplatte. Diese besteht aus einer zum Nerven gehörigen präsynaptischen Membran und einer zum Muskel gehörigen postsynaptischen Membran. In der Nervenendigung befinden sich Vesikel mit Acetylcholin, welches durch einen ankommenden Nervenimpuls freigesetzt wird und durch den synaptischen Spalt zu den Rezeptoren der postsynaptischen Membran diffundiert, wo ein Endplattenpotential entsteht. Hier erfolgt die Inaktivierung des Acetylcholins durch die Cholinesterase, so daß das Endplattenpotential wieder zusammenbricht. Bei einer genügend großen Menge an Acetylcholin kann sich aus dem Endplattenpotential ein fortgeleitetes Aktionspotential bilden, welches die gesamte Muskelfaser ergreift und über eine Calciumfreisetzung eine Kontraktion des Muskels bewirkt (Abb. 9).

2.1.1.1. Reflexe

Neben der Willkürbewegung über das I. und II. motorische Neuron erfolgen über das motorische Nervensystem reflektorische Muskelkontraktionen, die ihren Ursprung im sensiblen Schenkel des Nervensystems nehmen. Wir unterscheiden Eigen- und Fremdreflexe.

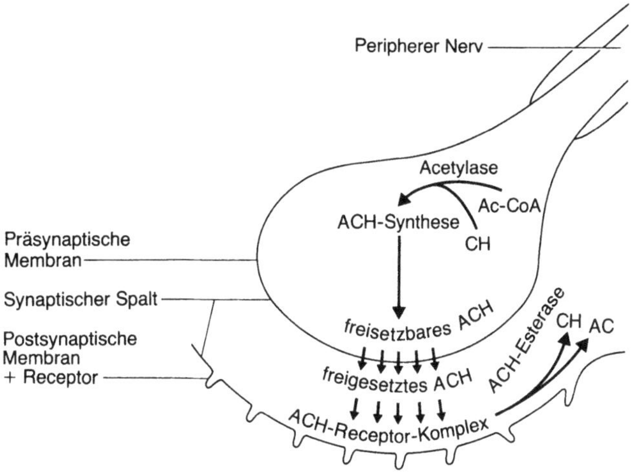

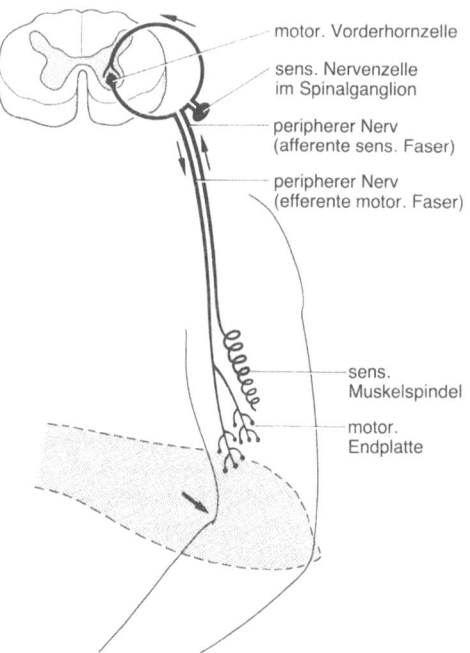

Abb. 9. Motorische Endplatte und Überträgermechanismus

Beim *Eigenreflex* wird durch eine Erregung der Dehnungsrezeptoren in der Muskulatur (Schlag mit dem Reflexhammer) ein sensibler Impuls über das Hinterhorn zum Rückenmark geleitet, wo in einem bestimmten Segment eine Umschaltung auf das II. motorische Neuron erfolgt, so daß eine Muskelkontraktion entsteht. Da nur eine Umschaltung erfolgt, spricht man auch von einem monosynaptischen Dehnungsreflex (Abb. 10).

Wichtige Eigenreflexe und Umschaltungssegment:

Bicepssehnenreflex	C 6
Tricepssehnenreflex	C 7
Brachioradialisreflex	C 6
Patellarsehnenreflex	L 3
Achillessehnenreflex	S 1

Beim *Fremdreflex* erfolgt die Umschaltung vom sensiblen auf den motorischen Schenkel durch mehrere kompliziert verlaufende Schaltstellen, über mehrere Rückenmarkssegmente bzw. Hirnareale. Reflexrezeptor und Reflexantwort liegen nicht im gleichen Organ.

Wichtige Fremdreflexe:
Cornealreflex
Würgereflex
Hustenreflex
Bauchhautreflex
Cremasterreflex
Analreflex.

Abb. 10. Eigenreflex am Beispiel des Bicepssehnenreflexes

2.1.1.2. Lähmungen

Das Leitsymptom jeder Schädigung des motorischen Systems ist die Lähmung. Besteht nur eine Schwäche, so spricht man von Parese, ist die Funktion vollständig ausgefallen, liegt eine Plegie (Paralyse) vor.

Zentrale Lähmungen. Bei einer Schädigung des I. motorischen Neurons (Pyramidenbahnschädigung) ergeben sich neben der Lähmung folgende Befunde:
Steigerung der Muskeleigenreflexe
Abschwächung der Fremdreflexe
Positive Pyramidenbahnzeichen (Babinski-Reflex)
Spastische Tonuserhöhung
Pathologische Positionsversuche (Armvorhalte- und Beinvorhalteversuch)
Fehlende Atrophie der Muskulatur.

Entsprechend dem Verlauf der Pyramidenbahn ergeben sich bei unterschiedlicher örtlicher Schädigung spezielle Verteilungsmuster (Abb. 8).
Kontralaterale Hemiparese
Halbseitige Affektion oberhalb der Pyramidenbahnkreuzung.

Ipsilaterale Hemiparese
Halbseitige Affektion im oberen Cervicalmark.

Kontralaterale Monoparese
Umschriebene, meist cortexnahe Pyramidenbahnschädigung.

Ipsilaterale Monoparese
Umschriebene Rückenmarksaffektion.

Tetraparese
Doppelseitige Pyramidenbahnläsion im Hirnstamm bzw. oberen Rückenmark.

Paraparese
Doppelseitige Pyramidenbahnläsion – die Beine betreffend – im mittleren und unteren Rückenmark.

Periphere Lähmungen. Schädigungen des peripheren Nerven können durch verschiedene Ursachen ausgelöst werden. Durch die genaue Analyse der gelähmten Muskulatur und der Sensibilitätsstörungen läßt sich der Läsionsort des Nerven bestimmen. Die wichtigsten Kennmuskeln sind der Tabelle 1 zu entnehmen.
Für die Prognose einer Nervenschädigung spielt neben dem Ort der Läsion das Ausmaß der Schädigung eine Rolle. Hierfür ist von Be-

Tabelle 1. Periphere Nerven und Kennmuskulatur

Nerv	Muskeln
N. radialis	M. triceps brachii Unterarmstrecker (Fallhand)
N. ulnaris	kleine Handmuskeln (Krallenhand)
N. medianus	Fingerbeuger I–III (Schwurhand) Daumenballenmuskeln
N. femoralis	M. quadriceps
N. obturatorius	Adduktoren des Beines
N. ischiadicus	Kniebeuger Fußheber Fußsenker
N. peroneus (Ast des N. ischiad.)	Fußheber

deutung, ob der Zentralteil des Nerven (Axon) oder die Hüllenstruktur (Markscheide) der Nervenfaser betroffen ist:
Neurapraxie: Druckschädigung des Nerven ohne Strukturschädigung. Rückbildung innerhalb von Tagen.
Axonotmesis: Druckschädigung des Nerven mit Zerstörung des Zentralteils (Axon) bei erhaltener Hüllenstruktur. Vollständige Restitution durch Neueinsprossung eines Axons in die Hüllenstruktur (1 mm/Tag).
Neurotmesis: Vollständige Durchtrennung aller Nervenstrukturen. Spontane Regeneration nicht möglich. Chirurgische Nervennaht.

2.1.2. Störungen der neuromuskulären Übertragung

Durch Beeinflussung des Acetylcholinmechanismus wird die Übertragung des Impulses vom Nerven auf die Muskelfaser gestört. Leitsymptom sind Lähmungen – zunehmend bei körperlicher Anstrengung – oder eine abnorme Daueraktivität, die als Faszikulation sichtbar wird. Pathophysiologisch kann eine Störung der Acetylcholinrezeptoren vorliegen, so daß die postsynaptische Membran nicht depolarisiert wird. Dies findet sich bei der Myasthenia gravis. Bestimmte Stoffe (Muskelrelaxantien) greifen ebenfalls in den Übertragungsmechanismus ein und besetzen die Rezeptoren mit unphysiologischen Komplexen, die entweder „nicht aktiv" eine Depolarisation verhindern (z. B. Curarin), oder „aktiv" zu einer Dauerdepolarisation führen, da sie von der Cholinesterase nicht abgebaut werden (Succinyl). Alkylphosphate führen zu einer Hemmung der Cholinesterase, so daß eine Dauerdepolarisation entsteht. Für die motorischen Lähmungen bei einer Botulismusintoxikation sind ebenfalls Veränderungen an der Endplatte von Bedeutung.

2.1.3. Störungen der Muskelfunktion

Muskelerkrankungen haben als Leitsymtom die Lähmung und den Muskelschwund. Die Eigenreflexe bleiben bei sonst intaktem Nervensystem lange erhalten und verschwinden erst, wenn der Muskel nicht mehr in der Lage ist, eine Kontraktion durchzuführen.

2.2. Sensibles System

2.2.1. Sensible Bahnen und Empfindungsqualitäten

Die Empfindungsqualitäten werden in die *protopathischen* (Schmerz, Temperatur und Druck) und die *epikritischen Qualitäten* (feinere Berührungsempfindungen, Vibrationsempfinden und Lageempfinden) unterteilt. Diese Unterscheidung betrifft die peripheren Rezeptoren in der Haut und die nachfolgenden Leitungsbahnen. Gemeinsam gelangen die Nervenfasern über den peripheren Nerv und die Hinterwurzel zum Rückenmark. Die Nervenzellen dieser Leitungsbahnen sitzen im Spinalganglion. Jeder Hinterwurzel wird ein bestimmter peripherer Nervenfaseranteil zugeleitet, der einem bestimmten Innervationsareal entspricht. Dieses wird als *Dermatom* bezeichnet und unterschei-

det sich infolge der Durchmischung der sensiblen Nervenfasern analog dem motorischen System im Plexusbereich vom Innervationsareal des peripheren Nerven (Abb. 11).

Nach dem Eintritt in das Rückenmark werden die protopathischen Qualitäten über den Vorderseitenstrang (Tractus spinothalamicus) weitergeleitet. Zuvor erfolgt eine Umschaltung im Hinterhorn auf das II. Neuron und eine Kreuzung zur Gegenseite. Durch verlängertes Mark, Brücke und Mittelhirn erreicht diese Bahn im Zwischenhirn die Kerngruppe des Thalamus.

Die epikritischen Qualitäten werden ohne Umschaltung auf der Seite des Eintritts in das Rückenmark zum verlängerten Mark geleitet (Hinterstrang), wo nach einer Umschaltung eine Kreuzung zur Gegenseite erfolgt. Im Mittelhirn erfolgt die Vereinigung mit dem Vorderseitenstrang und nachfolgend eine Umschaltung im Thalamus (Abb. 12).

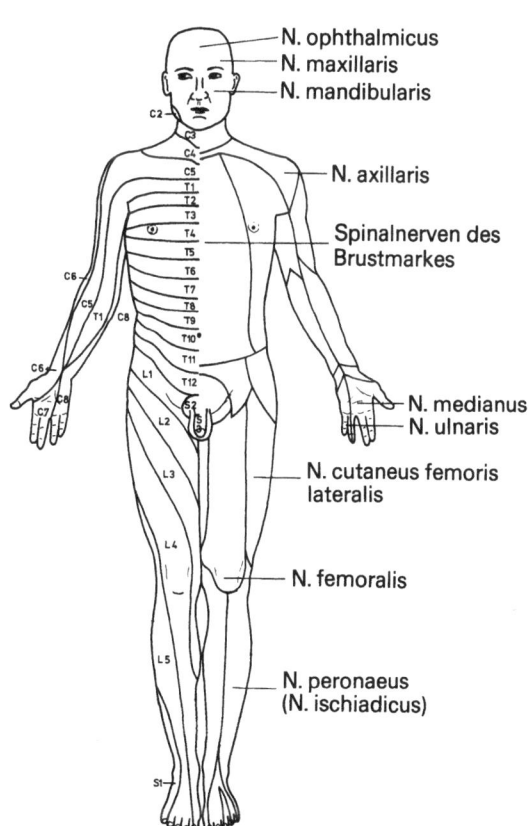

Abb. 11. Rechts segmentale Innervation der Haut (Dermatome), links periphere Innervation der Haut

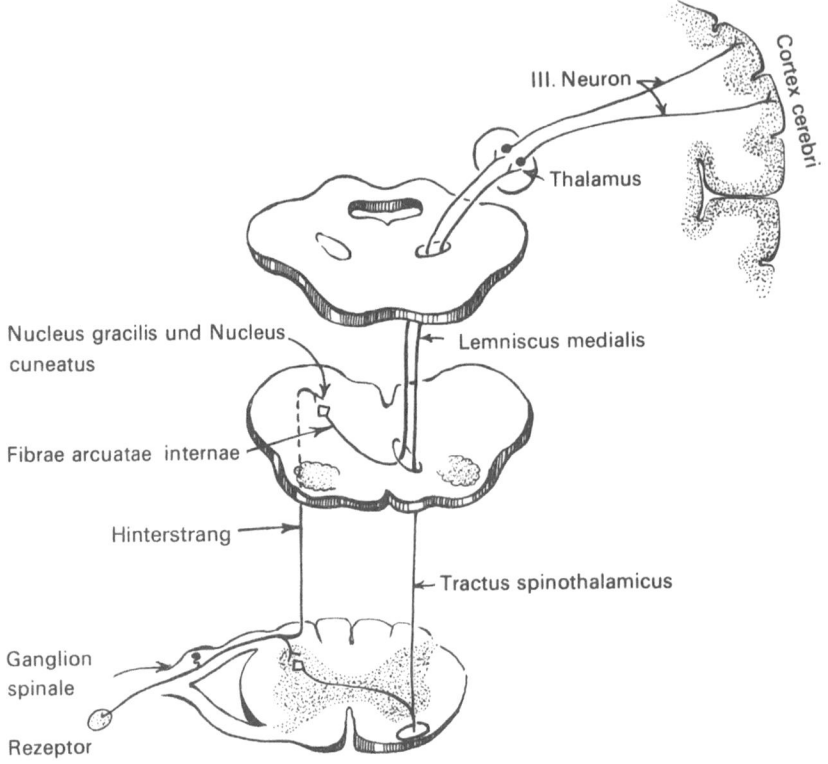

III. Neuron

Cortex cerebri

Thalamus

Nucleus gracilis und Nucleus cuneatus

Lemniscus medialis

Fibrae arcuatae internae

Hinterstrang

Tractus spinothalamicus

Ganglion spinale

Rezeptor

Abb. 12. Aufsteigende sensible Bahnen

Von hier aus verlaufen beide Bahnen gemeinsam fächerförmig zur Hirnrinde (Gyrus postcentralis), wo eine ähnliche Repräsentation (Homunculus) wie in der motorischen Rinde vorhanden ist.

2.2.2. Schädigungsmuster

Störungen im sensiblen System entsprechen im Bereiche des Gehirns weitgehend dem motorischen Muster, so daß bei halbseitigen Störungen eine sensible Hemisymptomatik zu erwarten ist. Im Rückenmark entwickelt sich bei doppelseitiger Schädigung eine Querschnittssymptomatik, die durch einen Ausfall aller Empfindungsqualitäten unterhalb eines sensiblen Niveaus gekennzeichnet ist. Ist das Rückenmark halbseitig geschädigt, so findet sich aufgrund der unterschiedlichen Kreuzung eine gleichseitige Beeinträchtigung der epikritischen Qualitäten, während gegenseitig die protopathischen

Qualitäten gestört sind. Zusammen mit einer gleichseitigen Pyramidenbahnschädigung ergibt sich das Bild des Brown-Sequard-Syndroms.

Bei Schädigungen der Hinterwurzel und des peripheren Nerven ergeben sich Ausfälle entsprechend dem o. g. Innervationsschema (Abb. 11). Zusammen mit der Lähmung ergeben sich nervenspezifische Ausfallsmuster.

2.3. Extrapyramidales System

2.3.1. Funktionskreise

Das extrapyramidale System stellt ein Leitungssystem dar, welches in enger Beziehung zur Pyramidenbahn steht und besondere Bedeutung für die Ausführung unwillkürlicher Bewegungen besitzt. Neben automatisierten Handlungskomplexen modifiziert es auch die Willkürbewegungen und gibt ihnen ein individuelles Gepräge. Daneben hat es entscheidenden Anteil an der Tonusregulation der Muskulatur. Anatomisch rechnet man zum extrapyramidalen System die großen grauen Kerne des Zwischen- und Endhirns. Die funktionelle Einteilung erfolgt in Neostriatum und Paläostriatum (Abb. 13).

2.3.2. Ausfallserscheinungen

Bei Störungen des Paläostriatums finden sich eine Verminderung der Motorik und eine Erhöhung des Tonus. Klinisch imponiert ein *Parkinson-Syndrom* mit Akinese, Rigor und Ruhetremor. Den Gegensatz hierzu stellen die durch Bewegungsunruhe und verminderten Muskeltonus gekennzeichneten Erkrankungen des Neostriatums dar. Man unterscheidet das *ballistische Syndrom* (schleudernde Bewegungen), das *athetotische Syndrom* (wurmartige Bewegungen) und das *choreatische Syndrom* (kurze, ruckartige Bewegungen). Letzteres findet sich am häufigsten in Form der reversiblen, rheumatisch bedingten Chorea minor (Sydenham) und der erblichen, in Verblödung (Demenz) endenden Chorea major (Huntington). Störungen vorwiegend im extrapyramidalen System liegen

z. B. der hepatolentikulären Degeneration nach Wilson zugrunde, deren Ursache eine Kupferstoffwechselstörung ist.

2.4. Kleinhirn

2.4.1. Kleinhirnfunktionen

Auch die Funktionskreise des Kleinhirns sind eng mit dem pyramidalen Bewegungsapparat verbunden. Es gewährleistet, daß gezielte Bewegungen und Feinbewegungen in Ausmaß und Stärke der jeweiligen Ausgangssituation angepaßt sind. Zu diesem Zwecke ist das Kleinhirn durch verschiedene Bahnen mit den peripheren Rezeptoren in der Muskulatur, dem Gleichgewichtsorgan und der Pyramidenbahn verschaltet.

2.4.2. Kleinhirnstörungen

Ausfälle im cerebellären System führen somit zu unsicheren, in ihrem Ausmaß nicht adäquaten Bewegungen. Wichtigstes Symptom ist die Ataxie, die in unausgewogenen und ausfahrend ablaufenden Bewegungen besteht. Entweder

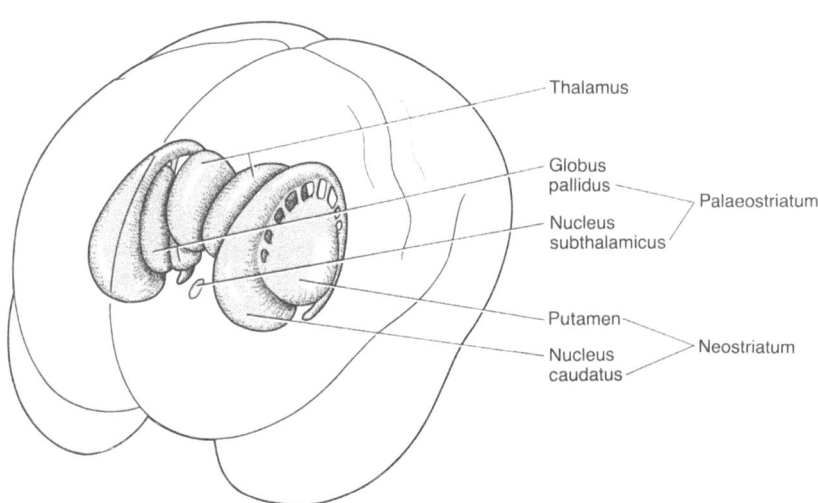

Abb. 13. Graue Kerne des Zwischen- und Endhirns

betrifft sie mehr die Extremitäten und führt hier zum typischen Intensionstremor (zunehmend ausfahrende Bewegungen beim Versuch ein Ziel mit Arm oder Bein zu erreichen) oder mehr den Rumpf, was sich dann in einem unsicheren, breitbeinigen Gang niederschlägt. In Analogie hierzu stehen die über das Ziel hinausschießenden Bewegungen (Dysmetrie) und das Richtungsabweichen beim Gehen. Betrifft die Kleinhirnfunktionsstörung vorwiegend Bahnen zur Augenmuskulatur, so entstehen ruckartige (sakkadierte) Augenbewegungen und Nystagmus.

2.5. Hirnnerven

Die nervöse Versorgung des gesamten Kopfes erfolgt durch die Hirnnerven. Abgesehen vom Nervus olfactorius (I. Hirnnerv) und dem Nervus opticus (II. Hirnnerv) entsprechen sie in ihren Funktionen den motorischen und sensiblen Rückenmarksfunktionen. Anstelle des motorischen Vorderhorns und des sensiblen Spinalganglions bzw. Hinterhorns finden sich im verlängerten Mark, Brücke und Mittelhirn funktio-nell gleichwertige Hirnnervenkerne. Nach ihrem Austritt aus dem Hirnstamm verlaufen sie mehr oder minder lang innerhalb des Gehirnschädels, ehe sie durch bestimmte Löcher durch die Schädelbasis zum Erfolgsorgan gelangen (Abb. 14).

2.5.1. I. und II. Hirnnerv (Nn. olfactorius und opticus)

Beide entsprechen einem ausgestülpten Hirnteil. Der Nervus olfactorius dient der Riechfunktion. Die peripheren Rezeptoren befinden sich in der Riechschleimhaut, von wo aus sie durch die Lamina cribrosa der Schädelbasis in den Gehirnschädel zum Bulbus olfactorius gelangen. Diese anatomische Besonderheit führt bei Frakturen der vorderen Schädelbasis häufig zu Riechstörungen.
Der Nervus opticus vermittelt die Leitung der durch das Auge wahrgenommenen optischen Eindrücke. Aus der Augenhöhle gelangt er durch den Canalis opticus in den Gehirnschädel. In enger Beziehung zur Hypophyse vereinigen sich beide Nerven zum Chiasma opticum. Hier kreuzen die Fasern aus der inneren Hälfte

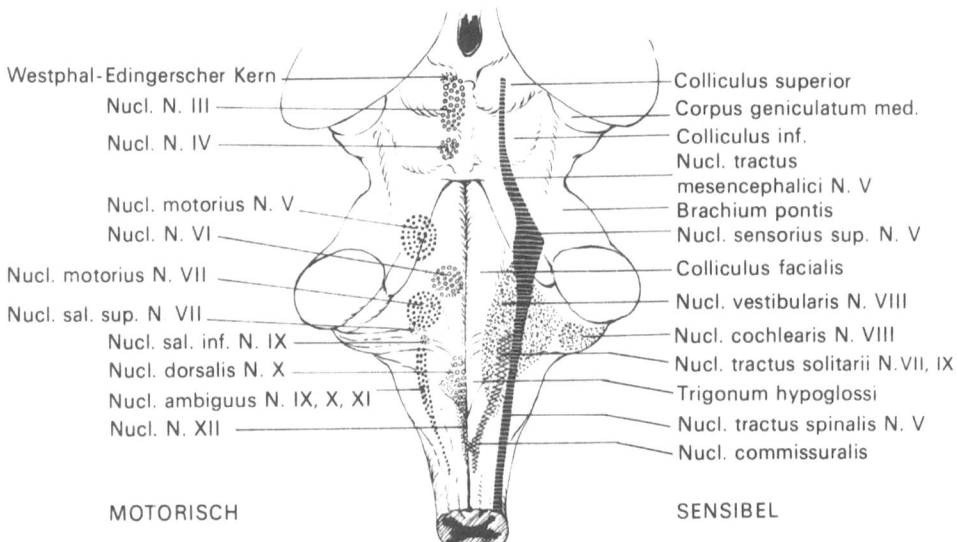

Abb. 14. Lage der Hirnnervenkerne im Hirnstamm

der Retina (entsprechend dem äußeren Ge- sichtsfeld), während die der äußeren Retina- hälfte (inneres Gesichtsfeld) ungekreuzt blei- ben. Nachfolgend verläuft der Tractus opticus bis zum seitlichen Kniehöcker (Corpus genicu- latum laterale), von wo aus die Fasern weit gefä- chert (Gratiolet-Sehstrahlung) zum Hinter- hauptslappen verlaufen.

Schädigungen der Sehbahn führen je nach Ort zu ganz bestimmten Ausfällen, die als Blindheit auf einem Auge, als bitemporale Hemianopsie, als homonyme Hemianopsie nach rechts bzw. links oder als Quadrantenanopsie bezeichnet werden (Abb. 15).

2.5.2. III., IV. und VI. Hirnnerv (Nn. oculomotorius, trochlearis und abducens)

Die gemeinsame Besprechung dieser Hirnner- ven ist wegen der gemeinsamen Innervation des Auges sinnvoll.

Der *Nervus oculomotorius* besitzt im Mittelhirn ein motorisches und parasympathisches Kern- gebiet. Er verläßt das Mittelhirn in enger Bezie- hung zur hinteren Cerebralarterie in Höhe des Tentoriumschlitzes, ehe er durch die Fissura or- bitalis superior in die Augenhöhle eintritt. Er versorgt motorisch die oberen, unteren und in- neren geraden Augenmuskeln und den unteren Schrägmuskel. Die parasympathischen Fasern versorgen den Akkommodationsmuskel der Linse (Musculus ciliaris) und den Sphincter der Pupille, so daß ein Ausfall eine Akkommodati- onsstörung (Unfähigkeit in der Nähe zu sehen) und eine Erweiterung der Pupille bewirkt. Der antagonistische Muskel zur Pupillenerweite- rung wird vom Sympathicus des Rückenmarks innerviert, sein Ausfall führt zu einer Pupillen- verengerung (Horner-Syndrom).

Der *Nervus trochlearis* versorgt den oberen Schrägmuskel und hat sein Kerngebiet eben- falls im Mittelhirn. Der *Nervus abducens* liegt zwischen verlängertem Mark und Brücke. Nach seinem Austritt aus dem Gehirn hat er einen lan- gen Verlauf im Subarachnoidalraum, ehe er in

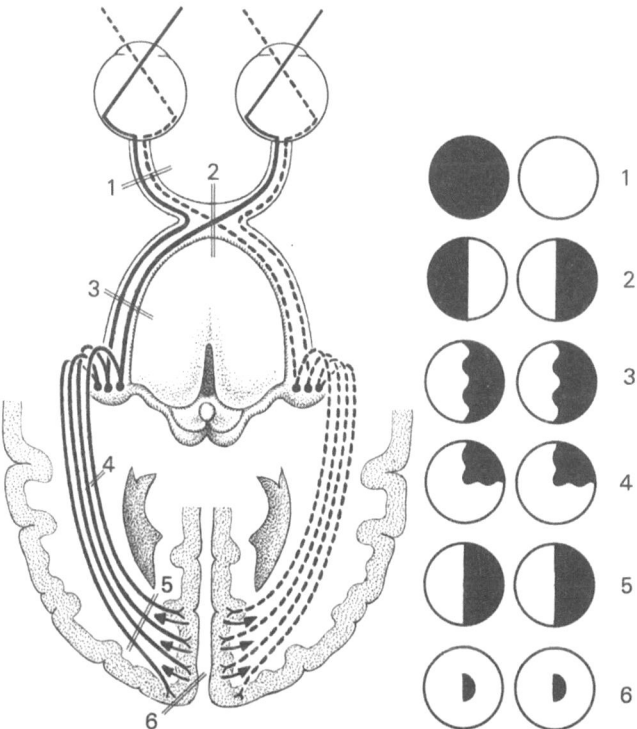

Abb. 15. Gesichtsfelder, Sehbahn und Gesichtsfeldstörungen bei ver- schieden lokalisierten Schädigungen

die Augenhöhle gelangt. Er ist somit Schädigungen besonders ausgesetzt. Er innerviert den äußeren geraden Augenmuskel (Abb. 16).

Neben dem isolierten einseitigen Ausfall bestimmter Augenmuskeln gibt es noch Blicklähmungen. Diese entstehen dadurch, daß übergeordnete Zentren den Augenmuskelkernen Innervationsimpulse geben, so daß Blickwendungen zur Seite und nach oben und unten konjugiert möglich sind. Eine Schädigung dieser Bahnen führt zur Unfähigkeit, den Blick in eine Richtung zu wenden, und die Augen blicken in die Gegenrichtung. Sie entstehen durch Schädigung der Pyramidenbahn und Störungen in der Brücke bzw. im Mittelhirn.

Ein weiteres wichtiges Augensymptom ist der *Nystagmus.* Es handelt sich hierbei um ruckartige Augenbewegungen, die durch eine langsame pathologische Auslenkbewegung und eine rasche physiologische Rückstellbewegung gekennzeichnet sind. Durch die enge Verknüpfung der Augenmuskelkerne mit dem Gleichgewichtsapparat, dem Kleinhirn und ausgedehnten Bahnen im Hirnstamm können verschieden lokalisierte Schädigungen zum Nystagmus führen. Man unterscheidet einen Spontannystagmus und einen Blickrichtungsnystagmus.

Von größter klinischer Bedeutung sind die *Pupillenstörungen,* da sie insbesondere bei komatösen Patienten einen Hinweis auf den Ort der cerebralen Schädigung geben können. Ein wichtiges Leitsymptom ist dabei die einseitig weite Pupille. Durch die enge Beziehung des Nervus oculomotorius mit der hinteren Cerebralarterie und dem Tentoriumschlitz kommt es bei raumfordernden Prozessen oberhalb des Tentoriums zu einer Kompression des Nerven auf einer Seite, so daß die einseitig weite Pupille hier ein Warnsymptom der zunehmenden cerebralen Schädigung ist und auch von dem Pflegepersonal erkannt werden muß. Die übrigen Störungen von Pupillenweite und Pupillenreaktion sind Tabelle 2 zu entnehmen.

Bei der Beurteilung der Pupillen ist zu berücksichtigen, daß verschiedene Pharmaka durch ihre Wirkung auf Sympathicus und Parasympathicus Pupillenveränderungen hervorrufen können, was insbesondere bei Intoxikationen von Bedeutung ist.

Tabelle 2: Pupillenweite und Schädigungsort im ZNS

Lokalisation	Pupillenweite	ein./doppelseitig
Zwischenhirn	eng	doppelseitig
Mittelhirn	weit	doppelseitig
N. oculomorius	maximal weit	einseitig
Brücke (Pons)	maximal eng	doppelseitig
Sympathicus (Horner)	eng	einseitig
Metabolisch	eng	doppelseitig
Hirntod	weit bis maximal weit	doppelseitig

2.5.3. V. Hirnnerv (N. trigeminus)

Sein Kerngebiet erstreckt sich durch den ganzen Hirnstamm. Sensibel versorgt er die Gesichtshaut einschließlich Cornea und Conjunctiva des Auges, motorisch die Kaumuskulatur. Ausfälle führen zu Gefühlsstörungen im Gesicht,

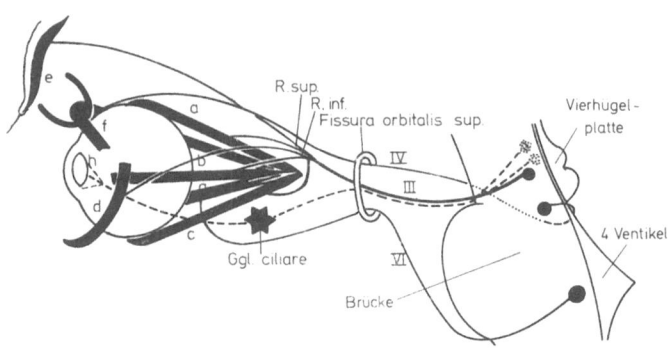

Abb. 16. Augenmuskeln und Augenmuskelnerven. Beziehung des N. oculomotorius zum Tentoriumschlitz und der A. cerebri posterior

wobei eine halbseitige Störung eine Schädigung des Nerven selbst anzeigt, während eine Kernschädigung durch zwiebelschalenförmige Ausfälle gekennzeichnet ist.

2.5.4. VII. Hirnnerv (N. facialis)

Der Nervus facialis versorgt die Gesichtsmuskulatur. Ausfälle führen zu Störungen der Beweglichkeit des Mundes, einer Unfähigkeit, das Auge zu schließen und die Stirn zu runzeln. Das Kerngebiet liegt in unmittelbarer Nähe zum Nervus abducens. Bei einer Schädigung von Kern oder Nerv fallen alle Gesichtsmuskeln halbseitig oder doppelseitig aus (periphere Facialislähmung). Liegt die Schädigung in der zum Kern führenden Pyramidenbahn (z. B. Schlaganfall), so kommt es nur zum Ausfall der unteren Teile, so daß die Stirn gerunzelt und das Auge teilweise geschlossen werden kann (zentrale Facialislähmung). Erklärung hierfür ist die doppelseitige Innervation des Stirnastes durch die Pyramidenbahn. Durch Verknüpfungen mit den Augenmuskelkernen kommt es beim Augenschluß, auch wenn dieser durch Muskellähmung nicht erfolgen kann, zu einer Aufwärtsbewegung des Augapfels (Bell-Phänomen).

Trigeminus und Facialis sind im Hirnstamm verschaltet und bilden die Bahn für den *Cornealreflex*. Ausgangspunkt sind die sensiblen Rezeptoren der Cornea, die mit einem feinen Wattebausch gereizt werden. Über die Fasern des Nervus facialis kommt es zu einem reflektorischen Zukneifen der Augen, so daß dieser Reflex Schädigungen beider Nerven bzw. ihrer Umschaltstelle im Hirnstamm anzeigt.

2.5.5. VIII. Hirnnerv (N. vestibulocochlearis)

Neben seiner Funktion die akustischen Impulse aufzunehmen und zum Großhirn weiterzuleiten, leitet er die Impulse aus dem Gleichgewichtsorgan. Diese Fasern haben ein großes Kerngebiet in der Brücke und gehen wichtige Verbindungen mit Kleinhirn und Augenmuskelkernen ein, so daß Schwindel, Gangunsicher-

heit und Nystagmus Symptome einer Vestibularisstörung sind. Durch Instillation von kaltem oder warmem Wasser in den äußeren Gehörgang, kann das Gleichgewichtsorgan des Ohres gereizt werden, wodurch ein Nystagmus ausgelöst wird. Hierdurch kann die Funktionsfähigkeit des Innenohrs geprüft werden.

Die Funktionsfähigkeit der engen Verbindung zwischen den Vestibulariskernen und den Augenmuskelkernen kann auch zur Bestimmung der Komatiefe benutzt werden. Bei Bewußtseinstrübungen läßt sich durch passive Kopfbewegung eine Relativbewegung der Augen auslösen, so daß sie die Blickrichtung trotz Änderung der Kopfstellung beibehalten (oculocephale Reflexe, Puppenkopfphänomen). Während diese Reflexe im tieferen Koma verschwinden, lassen sich Augenbewegungen durch Instillation von kaltem Wasser in den äußeren Gehörgang bis zu tiefsten Komastadien nachweisen (oculovestibuläre Antwort). Diese Reaktion fällt erst bei schwersten Hirnstammschädigungen aus.

2.5.6. Caudale Hirnnerven (Nn. glossopharyngeus und vagus)

Diese beiden Hirnnerven werden zusammengefaßt, da sie sensibel und motorisch Mund- und Schlundmuskulatur versorgen. Schädigungen dieser Nerven bzw. ihrer Kerne führen zu Schluck- und Sprachstörungen (Bulbärparalyse). Wichtiger Hinweis hierauf ist der abgeschwächte bzw. ausgefallene Würgereflex.

2.5.7. XII. Hirnnerv (N. hypoglossus)

Dieser Nerv versorgt die Muskulatur der Zunge. Ein Ausfall führt beim Herausstrecken der Zunge zum Abweichen zur Seite der Schädigung, bei doppelseitigen Schädigungen kann die Zunge nicht mehr bewegt werden.

2.6. Vegetative Funktionen

Hierunter verstehen wir die zentralnervösen Steuerungen der Körperorgane, die nicht der willkürlichen Steuerung unterworfen sind. Jedes Organ erhält entsprechende Impulse aus dem Sympathicus und dem Parasympathicus. Die Steuerungszentrale dieses vegetativen Nervensystems liegt im Zwischenhirn (Diencephalon).

2.6.1. Zwischenhirnfunktionen und Störungen

Schädigungen des Zwischenhirns durch Traumen, Entzündungen und Durchblutungsstörungen führen zu verschiedenartigen Störungen der vegetativen Funktionen, ohne daß hieraus immer eine exakte Lokalisation der Störung im Zwischenhirn möglich ist (Abb. 17).
Ist die Temperaturregulation im Zwischenhirn gestört, so kommt es zu einer Verengerung der Blutgefäße und gleichzeitig zu einer Hemmung der Schweißsekretion, so daß der Körper keine Wärme mehr abgeben kann. Es entsteht die neurogene *Hyperthermie,* die durch kalte trockene Haut gekennzeichnet ist, und die demzu-

folge nur durch die rectale Temperaturmessung erfaßt werden kann.
Die Konstriktion der Blutgefäße kann solche Ausmaße annehmen, daß der große Kreislauf kein Blut mehr aufnehmen kann und eine Stauung vor dem linken Herzen in der Lunge entsteht. Hierbei handelt es sich dann um ein zentrales Lungenödem.
Auch der Schlaf-Wach-Rhythmus wird im Zwischenhirn gesteuert, so daß entweder übermäßige Schlafsucht oder Schlaflosigkeit als Folge einer Schädigung auftreten können. Bekannt sind ebenfalls Störungen der Nahrungsaufnahme, die meist jedoch durch zusätzliche Störungen der medialen Schläfenlappen ausgelöst werden. Dieser als limbisches System bekannte Hirnteil reguliert darüber hinaus die elementaren Verhaltensweisen des Menschen, so daß bei einer Störung Antrieb, Affekt, sexuelle Verhaltensweisen, Konzentrations- und Gedächtnisleistungen beeinträchtigt sind (Klüver-Bucy-Syndrom).
Das Zwischenhirn beeinflußt verschiedene „Zentren" im Hirnstamm, die bestimmte vegetative Funktionen steuern. In der Brücke findet sich als wichtigster Teil das Atemzentrum und das Regulationszentrum für Blutdruck und Herzfrequenz. Schädigungen in dieser Region gehen somit immer mit schwersten lebensbedrohlichen, vegetativen Störungen einher.

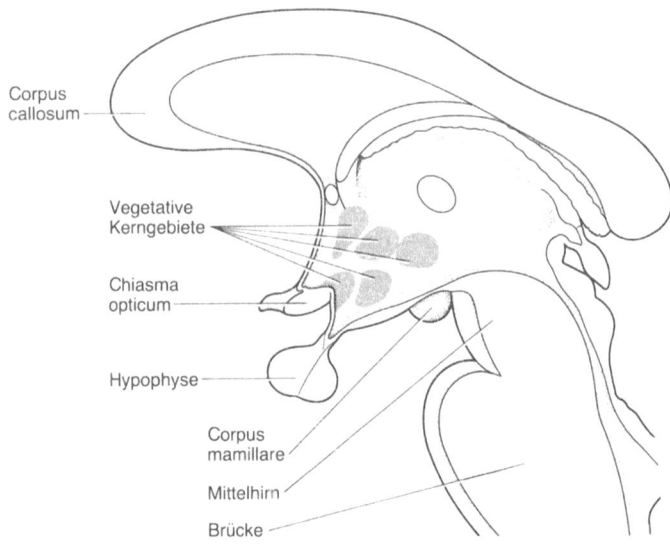

Corpus callosum

Vegetative Kerngebiete

Chiasma opticum

Hypophyse

Corpus mamillare

Mittelhirn

Brücke

Abb. 17. Zwischenhirn (Diencephalon) mit vegetativen Kerngebieten

2.6.2. Hypophyse

Neben der neuronalen Regelung steuert das Zwischenhirn über Sekrete auch die endokrinen Drüsen. Der wichtigste Regelkreis stellt hierbei die Hypophyse dar. Sie untergliedert sich in einen Hypophysenvorderlappen und einen -hinterlappen (Abb. 18).

Der Hypophysenvorderlappen (Adenohypophyse) erhält aus dem Zwischenhirn über das Blut Releasing-Faktoren, die in der Hypophyse Produktion und Abgabe von somatotropem Hormon (STH), adrenocorticotropem Hormon (ACTH), thyreoideastimulierendem Hormon (TSH), follikelstimulierendem Hormon (FSH), interstitialzellenstimulierendem Hormon (ISCH) und luteotropem Hormon (LTH) regulieren. Über spezifische Nervenbahnen gelangen die Neurosekrete Adiuretin und Oxytocin zum Hypophysenhinterlappen, von wo aus die Abgabe der Hormone gesteuert wird. Bei Zwischenhirnschädigungen kann es zu einem Mangel an Adiuretin kommen, so daß ein Diabetes insipidus resultiert.

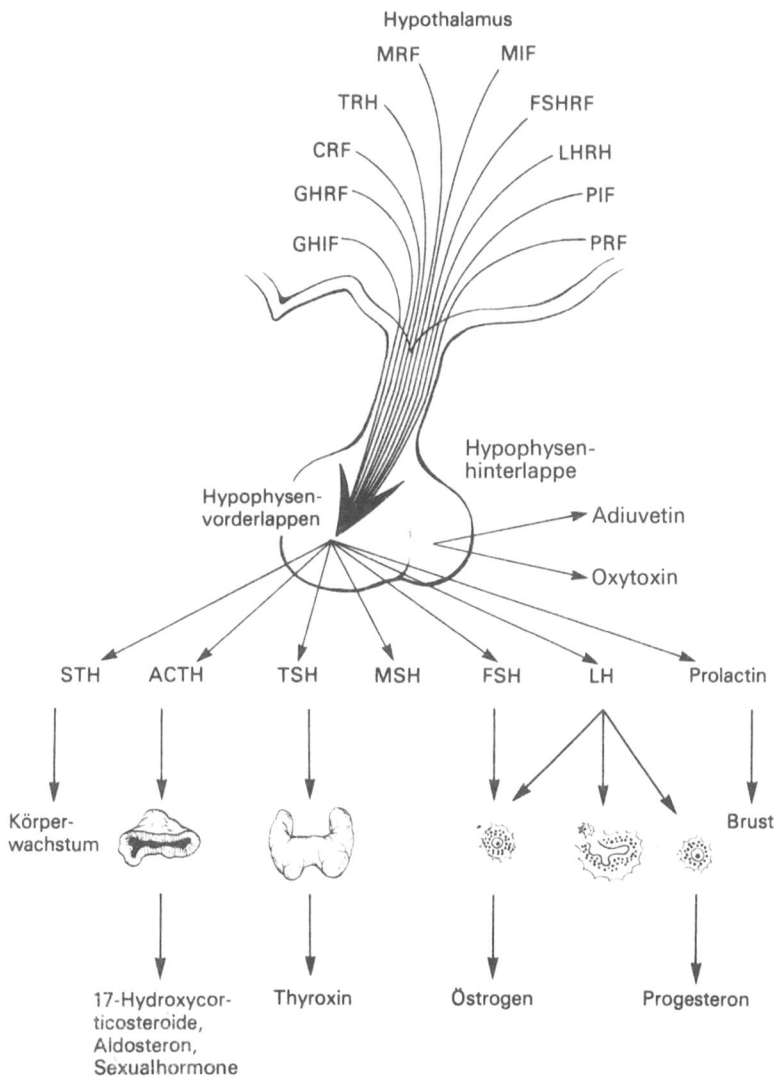

Abb. 18. Funktion von Adeno- und Neurohyphyse

2.6.3. Sympathicus und Parasympathicus

Die zentralen Impulse des vegetativen Nervensystems werden über die antagonistischen Sympathicus und Parasympathicus geleitet. Der Sympathicus steigt durch den Hirnstamm bis zum Rückenmark abwärts und wird hier umgeschaltet. Von hier aus verlaufen die Bahnen über den Grenzstrang des Sympathicus zu den Organen. Der Grenzstrang besteht aus einer ausgedehnten Ganglienreihe, die sich seitlich der Wirbelkörper erstreckt. Wie schon bei den Hirnnerven erwähnt, verlaufen die sympathischen Bahnen zum Gesicht und dem Auge vom Thoraxbereich im Grenzstrang aufwärts. Wichtige klinische Erscheinungsformen einer peripheren Sympathicusstörung sind Hemmung der Schweißsekretion und Erweiterung der Blutgefäße der Haut.

Der Parasympathicus verläuft aus dem Zwischenhirn bis zu den Hirnnervenkernen. Der Nervus vagus (X. Hirnnerv) nimmt dabei den größten Teil der Fasern auf und leitet die Impulse in die Peripherie zu den Organen.

2.6.4. Blasenfunktion

Die Entleerung der Blase ist ein neuronal gesteuerter Vorgang, an dem sowohl das motorische Pyramidenbahnsystem als auch das vegetative sympathische und parasympathische System beteiligt sind. Impulse von der Hirnrinde gelangen zu Zentren im Lumbal- und Sacralmark. Von hier aus gelangen Impulse zur glatten Muskulatur der Blase, die den aktiven willkürlichen Entleerungsvorgang bewirken. Daneben bestehen in der Blasenwand sensible Rezeptoren, die bei einem bestimmten Füllungsgrad der Blase eine reflektorische Kontraktion über die Blasenzentren im Rückenmark bewirken (Abb. 19).

Aus dem anatomischen Verlauf der Bahnen zur Blase ergibt sich, daß Pyramidenbahnschädigungen, Rückenmarksschädigungen und Störungen der im Becken gelagerten vegetativen Fasern zur Blase zu Miktionsstörungen führen können.

2.6.4.1. Reflektorisch neurogene Blase

Bei Schädigungen der zum Blasenzentrum verlaufenden Impulse über die Pyramidenbahn, insbesondere bei Querschnittslähmungen des Rückenmarks, fallen die willkürlichen Impulse aus, und die Blase entleert sich nur reflektorisch bei einem gewissen Füllungsgrad, ohne daß es willkürlich beeinflußt werden kann. Durch entsprechende Mechanismen (Beklopfen des Bauches) kann dieser Reflex ausgelöst werden, so daß auch querschnittsgelähmte Patienten diesen Vorgang steuern können. Kann der Reflex nicht ausgelöst werden, so ist ein Katheterismus notwendig. Diese Maßnahme ist auch dann zu ergreifen, wenn die reflektorische Entleerung nur unvollständig ist und eine große Restharnmenge entsteht.

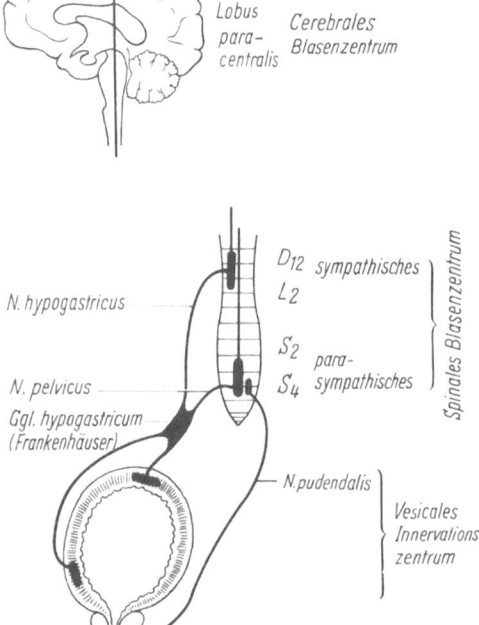

Abb. 19. Schematische Darstellung der Blaseninnervation

2.6.4.2. Denervierte autonome Blase

Sind die Leitungsbahnen vom Rückenmark zur Blase gestört (Prozeß im kleinen Becken, diabetische Neuropathie), so kann keine Kontraktion der Blase mehr ausgelöst werden, und es kommt zu einer abnormen Füllung. Durch unregelmäßige selbsttätige Kontraktion der Muskelfasern in der Blase kommt es dann zu einem ständigen Urinverlust (Überlaufblase). Wegen der Gefahr der Überdehnung ist auch hier ein regelmäßiger Katheterismus erforderlich. Hierbei ist der mehrmalige Einmalkatheterismus entsprechend dem Füllungszustand der Blase einem Dauerkatheter vorzuziehen, da die Muskulatur einer ständig entleerten Blase atrophiert und schrumpft; darüber hinaus wird die Infektionsgefahr verringert.

2.7. Höhere corticale Funktionen

Die Funktionen des Cortex wurden bei der Beschreibung von motorischem und sensiblem System schon kurz erwähnt. Diese elementaren Funktionen werden ergänzt durch das Hörzentrum im Schläfenlappen und das Sehzentrum im Hinterhauptslappen. Ein Ausfall dieser sog. primären Rindenfelder führt zu elementaren Störungen, wie Lähmungen, Gefühlsstörung, Blindheit und unter besonderen Umständen auch Taubheit. Der weitaus größere Teil des Cortex gehört jedoch zu den sog. Assoziationsfeldern, die über komplexe Bahnen miteinander verbunden sind und für die höheren kortikalen Funktionen verantwortlich sind. Hierzu rechnen wir das Erkennen optischer Wahrnehmung, die Orientierung im Raum, das Tasterkennen, die Fähigkeit, komplexe Handlungen auszuführen und schließlich die Fähigkeit zur Sprache. Letzteres ist in einem weiten Hirnareal der dominanten Hemisphäre (meist die linke) organisiert, so daß wir verschiedene Aphasieformen kennen. Wegen der erheblichen Beeinträchtigung der Kommunikation sind es hervorstechende Syndrome, die sich insbesondere bei Schlaganfällen zeigen.

2.8. Energieversorgung des Gehirns

Die Nervenzelle als elementarer Baustein des Nervensystems unterliegt einem sehr intensiven Stoffwechsel, was eine besondere Physiologie der Energieversorgung des Gehirns erfordert. Kürzeste Unterbrechungen dieser Energieversorgung können zum Tod der Nervenzelle führen. Da eine Regeneration von Nervenzellen beim Erwachsenen nicht mehr möglich ist, handelt es sich immer um einen irreversiblen Vorgang, so daß das Gehirn hierbei absterben kann. Die Empfindlichkeit gegenüber Energiemangel und die Irreversibilität der Schädigung bedeutet auf Intensivstationen, daß die Gehirnfunktion oft der limitierende Faktor aller Intensivmaßnahmen ist.

Pro Minute erhält das Gehirn etwa 750 ccm Blut, entsprechend 15% des Herzminutenvolumens. Im Gegensatz dazu macht das Gehirngewicht von durchschnittlich 1300 g nur etwa 2% des Körpergewichts aus. Die graue Substanz mit ihren Nervenzellen benötigt hiervon einen wesentlich größeren Anteil als die weiße Substanz, die den Leitungsbahnen entspricht.

Wegen der besonderen Empfindlichkeit des Hirngewebes unterliegt der Blutkreislauf des Gehirns bestimmten, sonst im Körper nicht vorhandenen Regulationen, die als Autoregulation bezeichnet wird. Sie garantieren, daß bei systolischen arteriellen Druckwerten oberhalb von 70 mm Hg durch Erweiterung oder Verengerung der Gefäße, unabhängig vom Systemdruck, eine konstante Durchblutung gewährleistet ist. Fällt der Druck unter den kritischen Wert von 70 mm Hg, so nimmt die Hirndurchblutung und damit die Energieversorgung ab. Neben dem Abfall des arteriellen Drucks führt auch eine Erhöhung des venösen Drucks (Hirnvenenthrombose) zur Abnahme der Hirndurchblutung. Einen ähnlichen Effekt hat auch eine Liquordruckerhöhung über Werte von etwa 33 mm Hg.

Einen wesentlichen Einfluß auf die Hirndurchblutung haben auch die Kohlendioxid- und Sauerstoff-Partialdrucke im Blut. Eine Erniedrigung des Kohlendioxidgehalts im Blut führt ebenso wie die Erhöhung des Sauerstoffgehalts zu einer Abnahme der Hirndurchblutung. Umgekehrt läßt sich eine Steigerung der Hirndurchblutung erzielen.

Einziger Energieträger für das Gehirn ist die Glucose, von der etwa 70 mg/min verbraucht werden. Durch geringe Glykogenreserven des Gehirns tritt bei Hypoglykämie nach etwa 10 Minuten ein Energiemangel und damit eine Funktionsstörung auf. Hieraus folgt, daß sowohl ein Sauerstoffmangel als auch ein Glucosemangel das Hirngewebe schädigen können, wobei das Gehirn gegen Sauerstoffmangel wesentlich empfindlicher ist. Bei totaler Unterbrechung der Blutzufuhr zum Gehirn tritt nach etwa 12 Sekunden Bewußtlosigkeit ein. Nach etwa 40 Sekunden verschwindet die hirnelektrische Aktivität, zunächst jedoch nur als Zeichen einer funktionellen und reversiblen Schädigung. Nach 4 Minuten kommt es zu ersten Zelluntergängen, nach etwa 10 Minuten ist schließlich das gesamte Gehirn abgestorben.

2.9. Liquor cerebrospinalis

Die inneren und äußeren Liquorräume sind mit Liquor cerebrospinalis gefüllt. Hierdurch sind das Innere des Gehirns und der umgebende Raum mit einem Flüssigkeitspolster geschützt, was insbesondere bei traumatischen Schäden von Bedeutung ist.

Die Auskleidung der Ventrikel ist an bestimmten Stellen zu einem Adergeflecht (Plexus chorioideus) umgewandelt, welches den Liquor produziert. Er wird als aktiver Vorgang aus den Blutgefäßen sezerniert, so daß die Bestandteile qualitativ dem Blut ähneln, wenngleich eine Blut-Liquor-Schranke für besondere quantitative Zusammensetzungen sorgt. Der ständigen Liquorneuproduktion steht die Resorption des Liquors in den Pacchioni-Granulationen gegenüber. Beide Vorgänge gewährleisten eine ständige Zirkulation des Liquors. Die enge Be

Tabelle 3. Zusammensetzung des Liquors

Menge:	100–150 ml
Aussehen:	klar
Zellzahl:	0/3–12/3
Zellbild:	70–100% Lymphozyten
	0– 30% Retikulumzellen
Zuckergehalt:	60 mg% = 2/3 des
	Blutzuckerwerts
Elektrolyte:	Chlorid 110–130 mval
	Natrium 135–155 mval
	Kalium 2,6 – 3,4 mval
Gesamteiweiß:	bis 45 mg%
Albumin:	bis 75 rel.%
Gamma-Globuline:	bis 14 rel.%
IgG:	bis 4 mg%
	Übrige Eiweißfraktionen
	ohne Bedeutung.
Liquordruck:	10–20 mm Hg.

ziehung zum Gehirn und den Hirnhäuten erklärt die pathologischen Liquorbefunde bei verschiedenartigen cerebralen Prozessen.

Bei entzündlichen Erkrankungen des Zentralnervensystems kommt es zu einer *Erhöhung der Zellzahl* (Pleocytose). Gleichzeitig bilden Zellen des Liquorraums Immunglobuline, so daß es zu einer *Erhöhung des Gesamteiweißes* mit Zunahme der Gammaglobuline kommt. Eine Eiweißerhöhung entsteht auch bei Störungen der Blut-Liquor-Schranke, wie man sie bei Gefäßprozessen und Tumoren finden kann. Gelangt Blut in den Liquorraum (z.B. intracerebrale Blutung), so verfärbt sich der Liquor je nach der Menge von fleischwasserfarben bis tiefrot. Durch den Abbau des Blutfarbstoffes in den Erythrocyten kommt es schon nach Stunden zu einer *Gelbverfärbung des Liquors* (Xanthochromie). Diese läßt sich auch schon im frisch-blutigen Liquor nach wenigen Stunden durch Zentrifugieren der Erythrocyten im Überstand nachweisen. Durch diesen Nachweis kann zwischen einer artifiziellen punktionsbedingten Blutbeimengung und einer echten Blutung in den Liquorraum unterschieden werden.

3. Untersuchungsmethoden

3.1. Lumbalpunktion, Suboccipitalpunktion

Der Liquor cerebrospinalis kann entweder aus dem Spinalkanal unterhalb des Rückenmarks durch Lumbalpunktion oder aus der Cisterna cerebellomedullaris durch Suboccipitalpunktion gewonnen werden. (Durchführung siehe Weiterbildung Band 3.)

Für die Punktion sollten in der Regel Einmalnadeln verschiedener Dicke verwandt werden. Da die Menge des Liquorverlustes weniger durch die für die Untersuchung abpunktierte Menge, als vielmehr durch den nach der Liquorpunktion nachfließenden Liquor aus dem Stichkanal bestimmt wird, ist eine möglichst dünne Nadel zu verwenden. Hierfür kommen die Größen 20 und 22 in Frage. Begrenzt wird die Dicke jedoch durch die zunehmende Biegsamkeit, die keine exakte Nadelführung mehr zuläßt, und auch durch die Notwendigkeit einer Druckmessung, so daß bisweilen Nadeln der Größe 18 verwandt werden müssen.

Bei glattem Verlauf und vorheriger Hautanästhesie ist die Lumbalpunktion schmerzlos. Gelangt die Nadel an die Wirbelbögen, so entsteht durch die Reizung der Knochenhaut ein heftiger Schmerz. Gelegentlich wird auch bei exakter Punktionstechnik im Spinalkanal eine Nervenwurzel der Cauda equina getroffen, was zu einem heftigen elektrisierenden Schmerz ins Bein führt. Wenngleich dieses Ereignis dramatisch erscheint, braucht man eine Verletzung der Nervenwurzeln nicht zu befürchten, und der Schmerz verschwindet nach Zurückziehen der Nadel sofort.

Zur routinemäßigen Liquoruntersuchung werden ca. 8 ml Liquor benötigt. Der Liquor muß sofort im Labor verarbeitet werden, da die Zellelemente in kürzester Zeit zerstört werden.

Nach der Punktion sollte der Patient etwa 1 Stunde flach auf dem Bauch liegen, um den postpunktionellen Liquorabfluß zu vermindern. Je nach Dicke der Nadel ist im Anschluß flaches Liegen zwischen 6–24 Stunden notwendig. Zu frühes Aufstehen führt unweigerlich zu postpunktionellen Beschwerden, die sich in heftigen lageabhängigen Kopfschmerzen, Übelkeit, Erbrechen und Nackensteifigkeit äußern. In einem solchen Falle ist eine tagelange strenge Bettruhe in flacher Lagerung notwendig, daneben ausreichende Flüssigkeitszufuhr, die die Liquorproduktion anregen soll. Die Disposition zu solchen Reaktionen ist individuell verschieden.

Die Indikation zur Lumbalpunktion besteht bei allen vermuteten entzündlichen Erkrankungen des ZNS und beim Verdacht auf eine intrakranielle Blutung, zur Diagnosesicherung. Darüber hinaus läßt das Vorliegen eines pathologischen Liquorbefundes oft als erstes an einen intracerebralen Prozeß denken.

Kontraindikation für eine Lumbalpunktion ist die intrakranielle Druckerhöhung durch raumbeengende cerebrale Prozesse (s. u.). Hierbei kann die Lumbalpunktion zu einer akuten lebensbedrohlichen Einklemmung führen. Lediglich im Falle einer bakteriellen Meningitis kann die Punktion therapeutisch zur Druckentlastung und damit subjektiven Besserung der Kopfschmerzen herangezogen werden.

3.2. Elektroencephalogramm

Das EEG stellt die Registrierung der hirnelektrischen Aktivität dar. Schädigungen des ZNS führen zu Veränderungen, so daß aus den abgeleiteten Kurven Rückschlüsse auf die Erkrankungen möglich sind. Die Potentiale werden mit Elektroden von der Kopfhaut abgegriffen, in einem EEG-Gerät verstärkt und auf Papier sichtbar gemacht (EEG-Kurve). Pathologische EEG-Kurven finden sich bei umschriebenen Erkrankungen (Herdbefund), diffusen cerebralen Erkrankungen (Allgemeinveränderung) und bei cerebralen Krampfanfällen (Epilepsiepotentiale). Im Bereich der Intensivmedizin ist bei Komapatienten der Nachweis einer fehlenden hirnelektrischen Aktivität für die Diagnose des Hirntods von großer Bedeutung (Null-Linien-EEG).

3.3. Elektromyogramm, Elektroneurogramm

Störungen des peripheren Nervensystems (Nerv, Muskel) lassen sich durch das Elektromyogramm bzw. durch das Elektroneurogramm in Form abnormer Muskelpotentiale und verzögerter Nervenleitgeschwindigkeiten nachweisen.

3.4. Ultraschallsonographie

Bei der *Echoencephalographie* werden durch Reflexion von Schallwellen die Position der Ventrikel und der Mittellinie bestimmt. Bei allen raumfordernden Prozessen, die die Mittellinie des Gehirns verschieben oder mit einer Aufweitung des Ventrikelsystems einhergehen, ist diese Untersuchung indiziert.
Bei der *Doppler-Ultraschallsonographie* wird durch die Reflexion von Ultraschallwellen die Stromrichtung des Bluts in den zuführenden Arterien des Gehirns bestimmt. Bei Gefäßverschlüssen kommt es zu Änderungen der Stromrichtung, die Rückschlüsse auf Ausmaß und Ort der Gefäßeinengung ermöglichen.
Durch die *Ultraschalluntersuchung* ist es möglich, die A. carotis communis und ihre Aufzweigung in die A. carotis interna und externa darzu-

stellen. Hierdurch können arteriosklerotische Einengungen bis hin zu Verschlüssen sichtbar und in ihrer Höhe lokalisiert werden.

3.5. Röntgennativaufnahmen

Bei allen intrakraniellen Prozessen sind routinemäßig Röntgenaufnahmen des Schädels durchzuführen. Je nach Fragestellung sind Spezialaufnahmen der Schädelbasis, der Sella turcica (Hypophyse), der Orbita oder Spezialaufnahmen des Felsenbeins und des Mastoids (Stenvers, Schüller) erforderlich. Bisweilen müssen Schichtaufnahmen bestimmter Knochenabschnitte angefertigt werden.

3.6. Computertomographie

Die Computertomographie ermöglicht eine sehr genaue Diagnostik intrakranieller Prozesse, die ohne größeren Zeitaufwand und ohne große Belastung des Patienten durchgeführt werden kann. Das Prinzip der Untersuchung besteht in der Messung von Absorptionswerten der Röntgenstrahlen einer beweglichen Röntgenröhre, die horizontal durch das Gehirn geschickt werden. Die Gesamtzahl der Absorptionswerte wird über einen Computer verrechnet, so daß die Dichtewerte einer horizontalen Hirnschicht bestimmt werden. Über eine Kathodenstrahlröhre können die verschiedenen Dichtewerte durch unterschiedliche Schwärzungsgrade bildlich sichtbar gemacht werden. Das Ergebnis ist somit ein horizontaler Hirnschnitt, bei dem alle Strukturen zu differenzieren sind, die unterschiedlich dicht sind. Verlagerungen, Tumoren, Blutungen, Ischämien und Aufweitungen des Ventrikelsystems lassen sich hiermit genau erkennen. Die Luftencephalographie ist hierdurch weitgehend entbehrlich geworden. (Abb. 20).
Zur Ausschaltung von Bewegungsartefakten ist die Untersuchung gelegentlich in Sedierung oder Narkose durchzuführen.

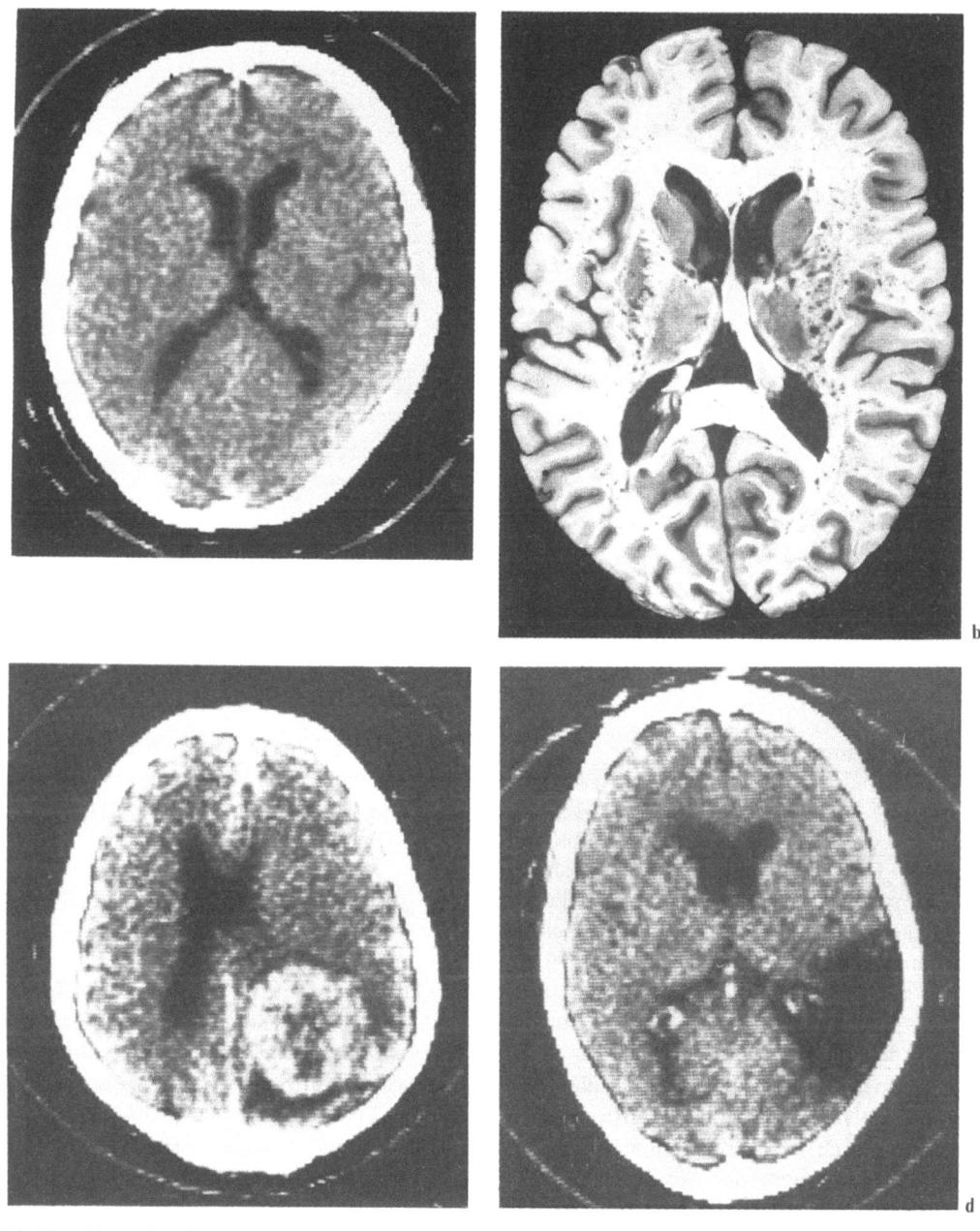

Abb. 20 a Normales Computer-Tomogramm in der Ebene der Stammganglien und des Balkens. Darstellung der Vorder- und Hinterhörner der Seitenventrikel. **b** Zum Vergleich der entsprechende Gehirnschnitt (aus Kazner et al., 1975). **c** Computer-Tomogramm eines großen occipitoparientalen Tumors mit zentraler Nekrosezone. Das Ventrikelsystem ist durch den Druck des Tumors zur Gegenseite verlagert und contralateral erweitert. **d** Computer-Tomogramm eines keilförmigen alten Infarkts mit Nekrose in den hinteren Abschnitten des Versorgungsgebietes der rechten A. cerebri media. In der Mittellinie verkalkte Glandula pinealis, seitlich Plexusverkalkungen (aus Kazner et al., 1975)

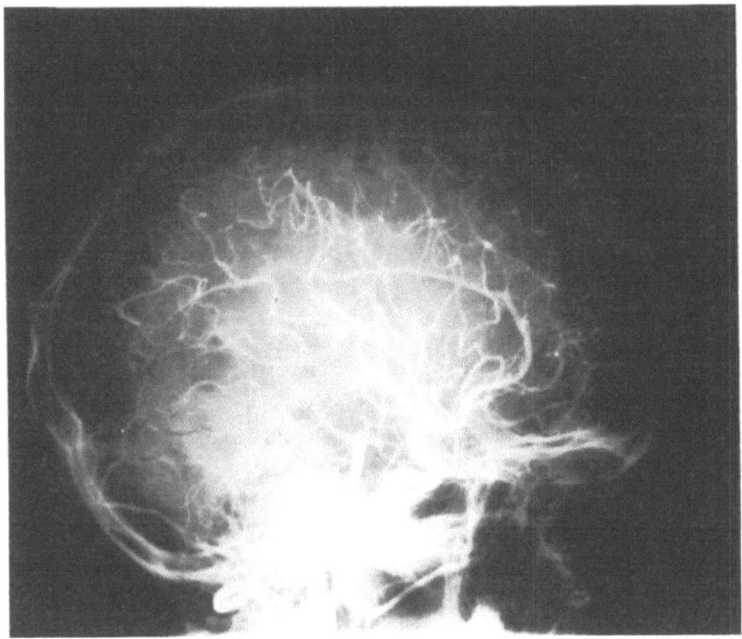

Abb. 21. Normales
Arteriogramm

3.7. Arteriographie

Bei der Arteriographie oder Angiographie werden die Hirngefäße mit einem wasserlöslichen
Kontrastmittel röntgenologisch dargestellt. Die
Füllung der Gefäße erfolgt entweder über den
Aortenbogen mit einem durch die Arteria femoralis hochgeschobenen Katheter, oder durch
Direktpunktion der Halsschlagader. Entsprechend dem Blutfluß lassen sich nacheinander in
einer Serie die Füllungsphase, die capilläre Phase und die venöse Phase des Blutstroms nachweisen. Durch die Computertomographie ist
die Indikationsbreite der Angiographie eingeschränkt. Unentbehrlich ist sie jedoch bei Gefäßprozessen (Verschlüsse von Arterien und Venen, Gefäßmißbildungen) und zur näheren Bestimmung von Hirntumoren (Abb. 21).

3.8. Myelographie

Die Diagnostik von Veränderungen im Spinalkanal (Rückenmarkstumoren, raumbeengende
Prozesse der Wirbelsäule) erfolgt durch die
Gabe von Kontrastmittel in den liquorhaltigen
Raum. Die öligen oder wasserlöslichen Kontrastmittel und Luft kontrastieren die pathologischen Prozesse als entsprechende Aussparung
im Liquorraum.

4. Spezielle Krankheitsbilder

4.1. Hirnödem

Die Blut-Hirn-Schranke stellt eine Membran dar, die durch die Basalmembran der Gefäße und durch Fortsätze der Bindegewebszellen des Gehirns (Astrocyten) gebildet wird. Sie zeichnet sich durch eine hochdifferenzierte Permeabilität aus und regelt den Übertritt von Stoffen aus dem Blut in das Gehirn. Nahezu jede Schädigung, die das Zentralnervensystem trifft, führt auch zu einer Schädigung der Blut-Hirn-Schranke, so daß unkontrolliert Flüssigkeit, Elektrolyte und Eiweiße in das Hirngewebe gelangen können. Zunächst nehmen die Astrocyten, bei weitergehender Schädigung auch die interstitiellen Räume diese Stoffe auf, und es kommt zu einer Volumenvermehrung, die als Hirnödem bezeichnet wird. Diese Volumenvermehrung führt zu einer Kompression der umliegenden Gefäße, die durch die nachfolgende Minderdurchblutung eine weitere Ausbreitung des Hirnödems begünstigen. Kann diese Entwicklung nicht beeinflußt werden, so steigt der intrakranielle Druck immer mehr an, bis schließlich die Autoregulation zusammenbricht und die Blutversorgung des Gehirns sistiert (Abb. 22).

Nur die frühzeitige Behandlung des Hirnödems kann somit das geschädigte Areal klein halten und damit die Heilungschancen verbessern. Grundlage der Behandlung ist die Gabe von Dexamethason (bis zu 100 mg täglich). Der Wirkungsmechanismus liegt wahrscheinlich in einer Abdichtung der Blut-Hirn-Schranke. Weiterhin werden hyperosmolare Lösungen (Man-

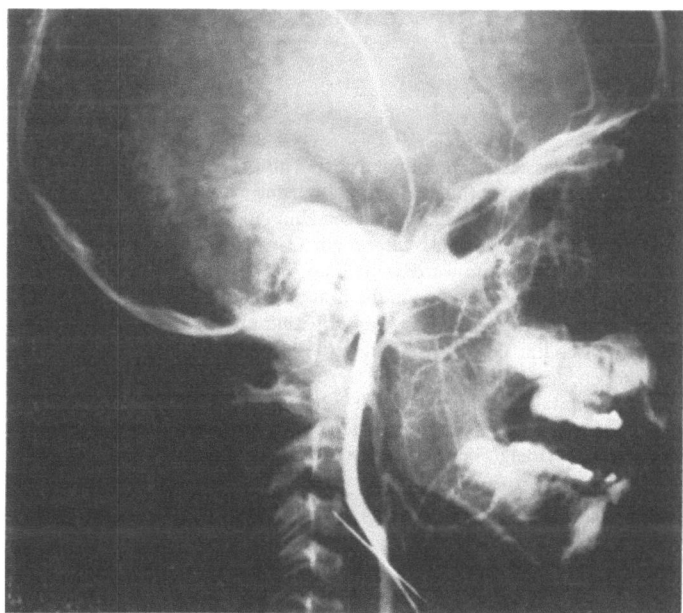

Abb. 22. Intracerebraler Zirkulationsstillstand bei intrakranieller Drucksteigerung

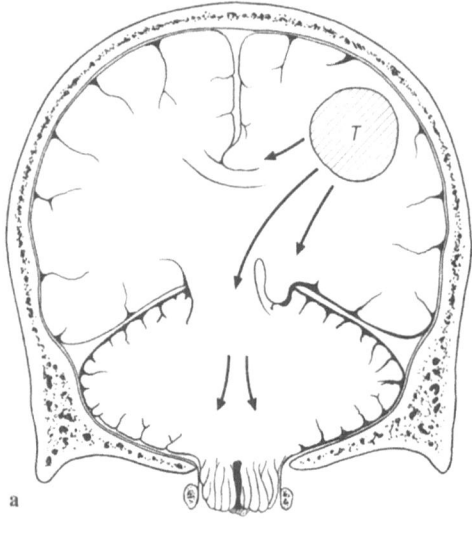

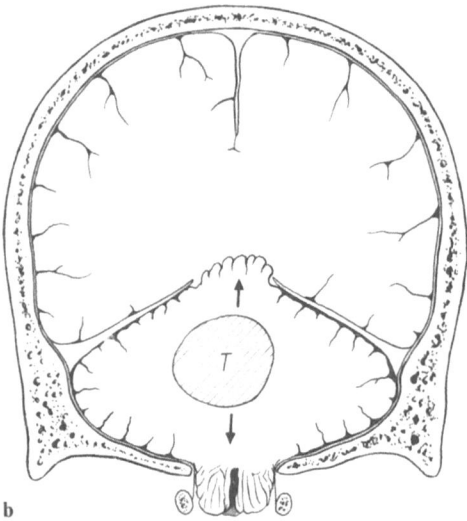

nit, Sorbit) und Diuretica (Furosemid) verwandt, die durch Wasserentzug des Gehirns die Drucksteigerung vermindern. Einen ähnlichen Effekt hat auch die kontrollierte Beatmung mit niederen CO_2-Werten (ca. 25–30 mm Hg), da hierdurch das cerebrale Blutvolumen und damit der Druck abnimmt.

Bei Tumoren und Hirntraumen sind die Erfolge der Hirnödemtherapie am besten. Unzureichend bekannt sind die Ergebnisse bei lokalen Ischämien, Blutungen und entzündlichen Prozessen. Kaum beeinflußbar sind diffuse cerebrale Hypoxien und stoffwechselabhängige cerebrale Schädigungen, da hier Veränderungen an den Kapillaren selbst von größerer Bedeutung sind.

4.2. Intrakranielle Druckerhöhung

Ursachen und Pathologie. Jeder raumbeengende Prozeß des Gehirns führt durch die starre knöcherne Schädelkapsel zu einer Druckerhöhung im Schädel. Als Folge hiervon weicht das Gehirn in die physiologischen Öffnungen des Schädels aus. Hierdurch werden bei Prozessen des Großhirns Anteile des Schläfenlappens, des Mittelhirns und der Nervus oculomotorius am Tentoriumschlitz eingeklemmt. Bei Prozessen in der hinteren Schädelgrube werden das verlängerte Mark und Teile des Kleinhirns (Kleinhirntonsillen) im Hinterhauptsloch komprimiert (Abb. 23).

Symptome und Diagnostik. Leitsymptom jeder intrakraniellen Druckerhöhung ist die zunehmende Bewußtseinstrübung. Bei der Mittelhirneinklemmung finden wir zusätzlich eine kontralaterale Hemiparese, eine ipsilaterale Pupillenerweiterung (Oculomotoriuslähmung auf der Seite der Druckwirkung) und Streckkrämpfe. Hierbei handelt es sich um spontane oder durch Schmerzreize (Kneifen der Nackenmuskulatur) ausgelöste tonische Streckungen der Extremitäten mit Beugung der Füße und maximaler Pronation der Unterarme. Vegetative Störungen bestehen häufig in Form der Cheyne-Stoke-Atmung oder der zentralen neurogenen

Abb. 23. a Massenverschiebungen bei Tumor der Großhirnhemisphäre (nach R. Kautzky und K. J. Zülch). Schiefstand des Balkens mit Verschiebung des Gyrus cinguli unter der Falx cerebri zur Gegenseite. Neben dem Hirnstamm werden mediale Anteile des Temporallappens als Prolaps in die hintere Schädelgrube gepreßt (Einklemmung des Hirnstamms im Tentoriumschlitz). Der Hirnstamm wird nach kaudal verschoben, die Kleinhirntonsillen werden in das Foramen occipitale magnum gepreßt (sog. Tonsillendruckkonus). **b** Massenverschiebungen bei Tumor der hinteren Schädelgrube (nach R. Kautzky und K. J. Zülch). Ein Prolaps wird nach rostral in den Tentoriumschlitz, ein anderes nach kaudal in das Foramen occipitale magnum gepreßt

Hyperventilation, der Pulsverlangsamung und der Blutdruckerhöhung.

Die Einklemmung des verlängerten Markes im Hinterhauptsloch führt frühzeitig zum Zusammenbruch der vitalen Funktionen (Atmung, Kreislauf), so daß rasch ein lebensbedrohliches Bild entsteht. Bei langsamer intrakranieller Drucksteigerung (langsam wachsender Tumor) sind Kopfschmerzen, Übelkeit, Erbrechen und Nackensteifigkeit charakteristische Warnsymptome. Ebenso weisen Stauungspapillen auf einen solchen Prozeß hin.

Der Nachweis einer intrakraniellen Drucksteigerung erfordert eine unverzügliche intrakranielle Diagnostik mit Computertomogramm und ggf. Angiographie. Bei der akuten intrakraniellen Druckerhöhung ist die Lumbalpunktion streng kontraindiziert, da die Einklemmung lebensbedrohlich verschlimmert werden kann.

Behandlung. Unverzüglich sind die bei der Hirnödemtherapie genannten Maßnahmen einzuleiten. Häufig ist eine neurochirurgische Intervention mit Druckentlastung oberhalb des Tentoriums (Ventrikeldrainage) notwendig. Erst dann kann eine spezielle Therapie eingeleitet werden.

Merke. Die Überwachung von Patienten mit möglicher intrakranieller Drucksteigerung erfordert die Kontrolle von:
Bewußtseinslage
Pupillenweite, Seitendifferenzen
halbseitigen Lähmungen
Streckkrämpfen
Blutdruck, Puls, Atmung.

4.3. Gefäßabhängige Erkrankungen (Schlaganfälle)

4.3.1. Ischämischer Hirninsult

Ursache und Pathologie. Hierbei kommt es zu einer plötzlich einsetzenden umschriebenen Störung der Hirntätigkeit durch örtlichen Blutmangel infolge Verlegung einer zuführenden Arterie. Aufgrund der besonderen Sauerstoffempfindlichkeit des Hirngewebes werden die Gan-

glienzellen irreversibel zerstört, was sich makroskopisch als umschriebene Erweichung (Malazie) mit umgebendem Hirnödem zeigt. Ursächlich kommen Gefäßwanderkrankungen, embolische Verschlüsse und Veränderungen der Blutzusammensetzung in Frage. Wichtige begleitende Faktoren sind Herzinsuffizienz, Herzrhythmusstörungen und Blutdruckschwankungen.

Ursachen
Gefäßwanderkrankungen
Arteriosklerose
entzündliche Gefäßwanderkrankungen (Lues, Tuberkulose, Sarkoidose, Kollagenose, unspezifische Entzündungen)
offene und geschlossene Verletzungen der Halsarterien
Angiographiekomplikationen;
Embolien
Vorhofflimmern, Myokardinfarkt, Endokarditis, Myokarditis
Herzfehler mit Rechts-Links-Shunt
Embolien aus großen Arterien
septische Embolien, Fettembolie, Luftembolie;
Veränderung der Blutzusammensetzung
Polycythämie, Polyglobulie
andere Hämoblastosen
Thrombozytenaggregationssteigerung (orale Antikonzeptiva).

Die Arteriosklerose stellt die Hauptursache der ischämischen Insulte dar. Zwar besteht zwischen Hirnarteriosklerose und peripherer Arteriosklerose keine obligate Beziehung, doch sind die Risikofaktoren (Hypertonie, Hyperlipämie, Rauchen, Diabetes mellitus) für beide gleich. Die Gefäßveränderungen finden sich bei älteren Menschen meist in Form der diffusen Cerebralsklerose, bei jüngeren häufig als umschriebene Stenosen und Verschlüsse großer zuführender Gefäße.

Symptome und Diagnostik. Das klinische Bild des Hirninsults ist durch den plötzlichen Funktionsausfall des Hirnareals gekennzeichnet, welches von dem verschlossenen Gefäß versorgt wurde. Die cerebralen Gefäßsyndrome lassen somit eine für den Ort der Durchblutungsstörung typische neurologische Symptomatik erkennen.

Ischämien im Carotiskreislauf. Sie betreffen vorwiegend die Hemisphären des Großhirns, so daß sich folgende Leitsymptome finden:
kontralaterale Hemiparese
kontralateraler Sensibilitätsausfall
Blickparesen (Patient blickt den Herd an)
Hemianopsie zur Gegenseite
Aphasien bei Infarkten der dominanten Hemisphäre.
Je nach Ausdehnung des Insults – große Ischämien können die ganze Hemisphäre betreffen – sind die Störungen unterschiedlich stark ausgeprägt. Eine Bewußtseinstrübung gehört gewöhnlich nicht zum klinischen Bild, sie findet sich jedoch bei großen Erweichungsherden mit Massenverschiebungen.

Ischämien im Basilariskreislauf. Grundsätzlich gleichartig verlaufen die Insulte von Ästen der Arteria basilaris. Aufgrund der im Hirnstamm eng beieinanderliegenden Hirnnervenkerne, Pyramidenbahn, der sensiblen Bahnen und der Kleinhirnbahnen finden sich folgende Leitsymptome:
gekreuzte Lähmungen mit herdseitigem Hirnnervenausfall, kontralaterale Hemiparese und kontralaterale Sensibilitätsstörung
Tetraparese
Ataxie
Sprech- und Schluckstörungen
Hemianopsie (Hinterhauptslappen).
Bleibt die Ischämie auf einen umschriebenen Teil des Hirnstamms beschränkt, so ist ein ähnlicher Verlauf wie bei Ischämien im Carotisstromgebiet zu erwarten.
Durch eine fortschreitende Thrombose kann es zum vollständigen Verschluß der Arteria basilaris kommen, die eine ausgedehnte Malazie im Hirnstamm bewirkt. Aufgrund der eng beieinanderliegenden nervösen Strukturen tritt dann ein schweres, häufig tödlich endendes, klinisches Bild auf:

zunehmende Bewußtseinstrübung bis zum Koma
Lähmungen aller Extremitäten (Tetraplegie)
Streckkrämpfe
seitengleich enge Pupillen
Atemstörungen
Hyperthermie.

In bestimmten Fällen führt die Basilaristhrombose zu einer umschriebenen Malazie im Bereich des vorderen Anteils der Brücke. Hierdurch sind alle motorischen Funktionen bis auf die Blickwendung der Augen nach oben ausgefallen, ohne daß der Patient jedoch bewußtlos ist oder schwerere vegetative Störungen vorliegen. Dieses Zustandsbild wird als *„locked in"-Syndrom* bezeichnet. Die Besonderheit besteht darin, daß die Patienten bei vollem Bewußtsein sind und ihre Umgebung wahrnehmen, ohne jedoch in der Lage zu sein, sich verbal zu äußern. Hierdurch kann der Eindruck einer vermeintlichen Bewußtseinstrübung entstehen, die zu unüberlegten Äußerungen dem Patienten gegenüber führen kann.
In der Akutphase beschränken sich die diagnostischen Maßnahmen auf den Nachweis des Insults und die differentialdiagnostische Abklärung gegenüber andersartigen umschriebenen Prozessen. Hierzu können EEG, Liquoruntersuchung und Computertomogramm herangezogen werden. Beim Computertomogramm zeigt sich nach wenigen Stunden bis zu zwei Tagen eine umschriebene hypodense Malaziezone. Kleine Prozesse im Bereich des Hirnstamms sind mit dieser Methode jedoch oft nicht nachzuweisen. Mit der Doppler-Sonographie können Verschlüsse von großen zuführenden Arterien in der Akutphase erkannt werden. Von besonderer Bedeutung ist die frühzeitige ätiologische Abgrenzung schwerer entzündlicher Gefäßerkrankungen (z. B. Kollagenosen), da ihre cerebrale Manifestation oft vor der übrigen Organmanifestation auftritt, und nur eine entsprechende Therapie (z. B. Cortison) das Krankheitsbild günstig beeinflussen kann.
Die nähere Lokalisation des Gefäßverschlusses ist erst einige Wochen nach dem Insultbeginn zu erwägen. Da die Angiographie ein besonderes Risiko darstellt, sollte sie nur bei jüngeren Patienten mit guter Rückbildung der neurologischen Ausfälle und zu erwartenden therapeutischen Konsequenzen durchgeführt werden. Gelegentlich kann es durch die Angiographie zu Thrombosierungen und Gefäßspasmen kommen, die das klinische Bild verschlimmern. Aus diesem Grunde wird bei Ischämien im Basilariskreislauf nur selten eine angiographische Diagnostik durchgeführt.

Behandlung. In der Akutphase erfolgt zunächst die Therapie des die Malazie umgebenden Hirnödems mit Dexamethason und Furosemid. Im Falle zunehmender Bewußtseinstrübung werden auch osmotisch wirksame Substanzen eingesetzt. Eine Verbesserung der Fließeigenschaften des Bluts wird durch niedermolekulares Dextran erreicht. Eine Antikoagulantientherapie ist bei Ischämien im Carotiskreislauf in der Akutphase wegen der Gefahr der Blutung in das Insultareal verboten. Lediglich bei Ischämien im Basiliskreislauf wird eine Heparinisierung empfohlen, um ein weiteres Wachsen der Thrombose zu verhindern. Besondere Bedeutung erhält die ausreichende Therapie von Herzinsuffizienz, Herzthythmusstörungen und Blutdruck, um eine weitere Mangeldurchblutung zu verhindern. Der Blutdruck sollte bei Hypertoniepatienten lediglich auf Werte um 160/90 mm Hg gesenkt werden, da tiefere Werte in solchen Fällen eine erneute Mangelversorgung bewirken können. Zu niedrige Blutdruckwerte sind entsprechend anzuheben.

Hat die später durchgeführte Arteriographie den Nachweis einer umschriebenen Gefäßstenose ergeben, so sind durch operative Maßnahmen an der Halsschlagader oder durch Verbindung eines Hautgefäßes mit der Arteria cerebri media (extra-intrakranieller Shunt) eine anhaltende Verbesserung der Hirndurchblutung zu erreichen. Bei arteriosklerotischen Wandveränderungen kann eine Antikoagulantientherapie durchgeführt werden.

Außerordentlich beschränkt sind die therapeutischen Maßnahmen bei ausgedehnten Basilaristhrombosen. Wegen der schweren Bedrohung der Vitalfunktion sind in der Regel alle intensivmedizinischen Maßnahmen erforderlich (Beatmung, parenterale Ernährung). Trotz alledem ist die Prognose dieser Patienten außerordentlich ungünstig.

Besonderheiten der Pflege. Wenngleich es sich beim Insult um zentrale Lähmungen handelt, fehlt in den Anfangsstadien die spastische Tonuserhöhung. Neben der sorgfältigen Lagerung der gelähmten Extremität muß von Beginn an eine intensive Krankengymnastik erfolgen. Sie dient der Vorbeugung von Kontrakturen und der Thromboseprophylaxe, da das gelähmte Bein aufgrund der fehlenden Muskelaktivität zu venösen Zirkulationsstörungen neigt und eine besondere Gefährdung durch Lungenembolien vorhanden ist. Bei vollständiger Lähmung erfolgt zunächst eine passive Krankengymnastik, die auch vom Pflegepersonal durchgeführt werden soll, da die Behandlungszeiten der Krankengymnasten häufig zu kurz sind.

Auf keinen Fall darf die Bewegung der Extremität durch Anwendung von elektrischem Strom erzwungen werden, da sich hierbei schwere Kontrakturen entwickeln können. Die Immobilisierung des Patienten, die gelegentlich begleitende halbseitige Störung der Atemmuskulatur und die Aspirationsgefahr infolge Lähmung der Schlundmuskeln oder Bewußtseinstrübung führen leicht zu Pneumonien, die entsprechende Maßnahmen (Lagerung, Inhalationen, Absaugen, künstliche Ernährung) und frühzeitige Mobilisierung erfordern.

Die Überwachung eines frischen Insultpatienten erfordert die Kontrolle von Blutdruck und Puls, zumal durch Infusionen mit niedermolekularem Dextran bei Hypertoniepatienten eine hypertone Krise ausgelöst werden kann. Die Bewußtseinslage muß zur Kontrolle der Hirnödementwicklung laufend überwacht werden. Im Verlaufe des weiteren Krankheitsprozesses kann sich die Lähmung in unterschiedlichem Ausmaß zurückbilden. Unabhängig hiervon kommt es zur Ausbildung einer spastischen Tonuserhöhung, die bei Halbseitenlähmung meist die typische *Wernicke-Mann-Haltung* bewirkt (Abb. 24).

In dieser Phase muß der Patient mühsam das Gehen und den Gebrauch der Hand erlernen, wobei durch regelmäßige und geduldige Übungen die Rückbildung der Lähmung entscheidend unterstützt wird. Gleiches gilt für Bewegungsstörungen, die etwa durch eine Ataxie hervorgerufen sind. Besondere Probleme bereiten die aphasischen Sprachstörungen bei Großhirninsulten in der dominanten Hemisphäre. Die Patienten sind in der sprachlichen Kommunikation schwerst eingeschränkt und erleben diese Minderleistung bei sonst erhaltenen intellektuellen Funktionen besonders schmerzlich, so daß sich häufig depressive Reaktionen entwickeln. Vom Pflegepersonal wird hier besondere Zuwendung und Verständnis erwartet.

Merke. In der Rückbildungsphase des cerebralen Insults müssen die pflegerischen Maßnahmen einen übenden Effekt haben, damit der Patient lernt, sich selbständig zu versorgen und mit seiner Behinderung zu leben.

Im Zusammenhang mit den cerebralen Insulten ist noch auf die vorübergehenden neurologischen Störungen bei Gefäßprozessen hinzuweisen. Sie werden als *transitorische ischämische Attacken (TIA)* bezeichnet und bestehen in Minuten bis Stunden dauernden Störungen, die sich vollständig zurückbilden. Sie sind Zeichen einer Gefäßschädigung und kündigen einen bleibenden Insult an, so daß eine rasche Diagnostik und Therapie erforderlich sind.

4.3.2. Fettembolie, Luftembolie

Unter den Embolien nehmen die Fett- und Luftembolien eine besondere Stellung ein, da sie nicht ein bestimmtes Gefäß verschließen, son-

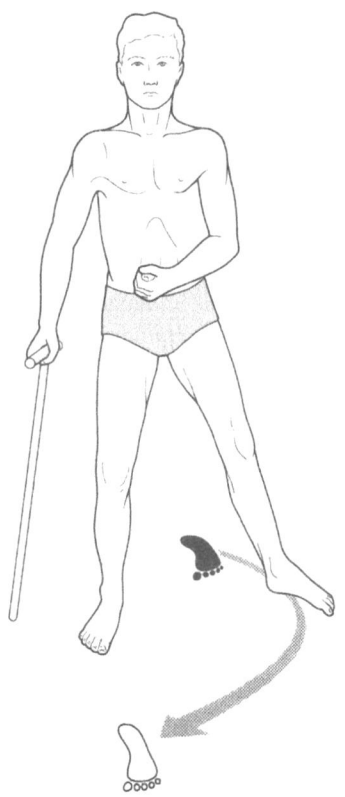

Abb. 24 Typische Haltung des Hemiplegikers mit Zirkumduktion des spastisch gelähmten Beines und adduziertem sowie angewinkeltem gelähmtem Arm

dern aufgrund der immer multipel auftretenden Fetttröpfchen bzw. Luftblasen eine Vielzahl von kleinsten Arterien verschließen. Das Ergebnis sind eine Vielzahl kleinster Erweichungen, die über das gesamte Gehirn verstreut sind. Im Vordergrund der Symptomatik stehen nicht umschriebene neurologische Ausfälle, sondern Verwirrtheitszustände, Bewußtseinstrübung bis zum Koma, Krämpfe und doppelseitige Pyramidenbahnschädigungen. Daneben finden sich Zeichen der Embolisierung in andere Organe (Lunge, Niere), so daß ein lebensbedrohliches Bild entsteht.

Ursachen der Fettembolie sind meist ausgedehnte Traumatisierungen der Knochen, während für die Luftembolie von außen in das Blut gelangende Luftpartikel (Operationen, Venenverletzungen, versehentliche Luftinjektion) verantwortlich sind. Eine Sonderform ist die *Caisson-Krankheit,* bei der durch rasches Auftauchen (Druckentlastung) gelöster Stickstoff im Blut in Form von Bläschen freigesetzt wird.

4.3.3. Intracerebrale Blutung

Ursache und Pathologie. Wir verstehen hierunter eine Blutung aus den Hirngefäßen in das Hirngewebe. Es kommt dabei zu einer raumfordernden Blutansammlung, die entsprechende Hirnstrukturen zerstört und zu einem Hirnödem führt.

Ursachen:
arterielle Hypertonie
Aneurysma, Angiom
Blutkrankheiten, Antikoagulantientherapie
entzündliche und degenerative Gefäßveränderungen.

Die häufigste Ursache ist die hypertone Massenblutung. Typische Lokalisation ist die innere Kapsel. Von hier aus kann sich das Blut in den Schläfen- und Scheitellappen weiterwühlen. Vorwiegend im Schläfenlappen finden sich die sog. Spontanhämatome, denen kleine Angiome zugrunde liegen. Je nach dem Sitz solcher Gefäßmißbildungen sind jedoch auch alle anderen Lokalisationen möglich, insbesondere auch in der hinteren Schädelgrube (Hirnstamm). Die schwerwiegendste Komplikation einer intracerebralen Blutung ist der Anschluß an das Ventrikelsystem (Ventrikeleinbruch). Eine solche Ausdehnung einer Blutung wird oft nicht überlebt. Daneben kann sich das Blut auch in den Subarachnoidalraum ausdehnen (Abb. 25).

Symptome und Diagnostik. Die Blutung beginnt meist im Anschluß an körperliche Belastung oder andere blutdruckerhöhende Ereignisse mit einem heftigen Kopfschmerz. Häufig kombiniert mit cerebralen Krampfanfällen stellt sich eine zunehmende Bewußtseinstrübung mit schweren neurologischen Ausfällen (Hemiplegie und Blicklähmung) ein. Bei großer Ausdehnung der Blutung kommt es zu einer raschen intrakraniellen Drucksteigerung mit entsprechenden Einklemmungssymptomen.
Die Sicherung der Diagnose einer intracerebralen Blutung erfolgt durch das Computertomogramm, welches die exakte Lokalisation und Ausdehnung der Blutung angibt. Die häufig zunächst durchgeführte Lumbalpunktion kann die Einklemmung begünstigen und somit eine bedrohliche Komplizierung des Verlaufs bewirken. Ein typisch blutiger Liquor oder bei älteren Blutungen auch xanthochromer Liquor ist nur beim Anschluß der Blutung an die Liquorräume zu erwarten (Ventrikeleinbruch, Subarachnoidalblutung). Auch durch die Angiographie ist die Lokalisation des Hämatoms möglich. Gleichzeitig gibt sie noch Aufschlüsse, ob eine Gefäßmißbildung Ursache der Blutung ist. Wegen des hohen Risikos dieser Untersuchung sollte sie nur nach Absprache mit dem Neurochirurgen und bei therapeutischen Konsequenzen erfolgen. Die übrigen Untersuchungen (z. B. EEG) sind von untergeordneter Bedeutung.

Behandlung. Unabhängig von der Ursache ist eine unverzügliche Therapie des Hirnödems notwendig. Wegen der oft begleitenden cerebralen Krampfanfälle ist ein antiepileptischer Schutz angezeigt. Der Blutdruck sollte insbesondere bei hypertonen Massenblutungen rasch gesenkt werden, auch hier gilt, daß systolische Werte von 160 mm Hg nicht unterschritten werden sollten. Bei Störungen des Gerinnungssystems ist eine unverzügliche Korrektur der Gerinnungsfaktoren notwendig. Bei ausgedehnten Blutungen mit tiefem Koma und Störung der vegetativen Funktionen sind alle intensivmedizinischen Maßnahmen erforderlich.
Die Indikation zur operativen Ausräumung der Blutung wird vom Neurochirurgen gestellt. Bei kleinen Blutungen ohne schwere neurologische Ausfälle und fehlender Bewußtseinstrübung wird man auf eine Operation verzichten, ebenso auch bei tiefem Koma mit schweren vegetativen Störungen, da hier das Operationsrisiko zu hoch ist. Aufgrund der ungünstigen Lage können Stammganglien- und Hirnstammblutungen nicht operiert werden. Spontanhämatome jüngerer Patienten in den Großhirnhemisphären und Kleinhirnblutungen werden in der Regel operiert. Anhaltende Bewußtseinsstörung, Einklemmungssymptome und Ventrikeleinbruch bedeuten eine schlechte Prognose, ebenso hohes Alter und schlechter Allgemeinzustand des Patienten.

Besonderheiten der Pflege. Wegen der Gefahr einer Nachblutung sollten alle pflegerischen Maßnahmen mit großer Vorsicht durchgeführt werden, um unnötige Blutdrucksteigerungen zu vermeiden. Unruhige Patienten sollten entsprechend sediert werden.

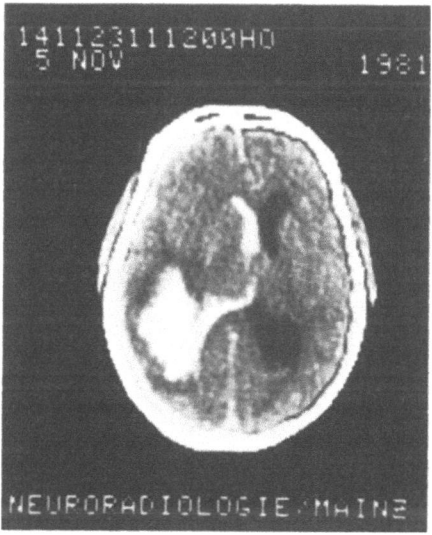

Abb. 25. Computertomographie bei intracerebraler Blutung mit Ventrikeleinbruch

4.3.4. Subarachnoidalblutung

Ursache und Pathologie. Bei der Subarachnoidalblutung kommt es zur Blutung aus oberflächlich gelegenen, arteriellen Hirngefäßen in den liquorhaltigen Subarachnoidalraum. Diese erfolgen aus Angiomen (jüngere Patienten), Aneurysmen (mittleres Lebensalter) und arteriosklerotischen Gefäßveränderungen (ältere Patienten).

Das austretende Blut führt zu einer starken Reizung der weichen Hirnhäute und zu einer Schädigung der umliegenden Hirngefäße, die mit einer Kontraktion (Gefäßspasmus) reagieren. Dieser Gefäßspasmus kann eine Durchblutungsstörung (Insult) im entsprechenden Hirnareal hervorrufen. Bei ausgedehnten Blutungen kann sich das Blut schließlich in das Hirngewebe einwühlen und zu intracerebralen Blutungen führen.

Symptome und Diagnostik. Die Subarachnoidalblutung beginnt in der Regel im Anschluß an körperliche Anstrengungen (Blutdruckerhöhung). Der Patient verspürt einen schlagartigen, sehr heftigen Kopfschmerz vom Nacken ausgehend mit Übelkeit und Erbrechen. Meist kommt es zu einer Bewußtseinstrübung, die sich bis zum tiefen Koma ausbilden kann. Initial findet sich ein ausgeprägter Meningismus; bisweilen gelangt das Blut entlang dem Opticus in das Auge und führt zu Blutungen am Augenhintergrund. Neurologische Herdzeichen finden sich bei unkomplizierten Verläufen nicht; im Falle

von Gefäßspasmen mit Ischämien oder intracerebralen Blutungen sind sie jedoch meist nachzuweisen. Durch Druckwirkung führen die meist an der Hirnbasis gelegenen Aneurysmen in vielen Fällen zu Hirnnervenstörungen (Abb. 26).

Temperaturerhöhungen und Blutdruckerhöhungen, die kaum therapeutisch zu beeinflussen sind, finden sich oft als vegetative Störungen. Im EKG lassen sich gelegentlich Zeichen wie bei einem Herzinfarkt nachweisen.

Im weiteren Verlauf kommt es entweder zu einer Besserung der Kopfschmerzsymptomatik und der Bewußtseinslage, oder aufgrund von Gefäßspasmen mit nachfolgendem Hirnödem zu einer Vertiefung des Komas mit in der Regel tödlichem Ausgang. Eine besondere Komplikation stellt die Nachblutung dar, die jeder zweite Überlebende einer Subarachnoidalblutung erleidet. Wegen der höheren Sterblichkeit dieser Nachblutungen verschlechtert sich die Prognose zunehmend.

Bei typischer Anamnese sichert die Lumbalpunktion die Diagnose. Je nach Alter der Blutung findet sich ein massiv blutiger oder xanthochromer Liquor. Im Computertomogramm kann das Blut in den Subarachnoidalräumen nachgewiesen werden, ebenso eine intracerebrale Blutungskomplikation oder ischämische Bezirke nach Gefäßspasmen. Der Nachweis der Blutungsquelle erfolgt durch die Angiographie aller cerebralen Gefäße. Wegen der Gefahr einer Nachblutung sollte der Zeitpunkt der Angiographie so früh wie möglich sein, zumal nach

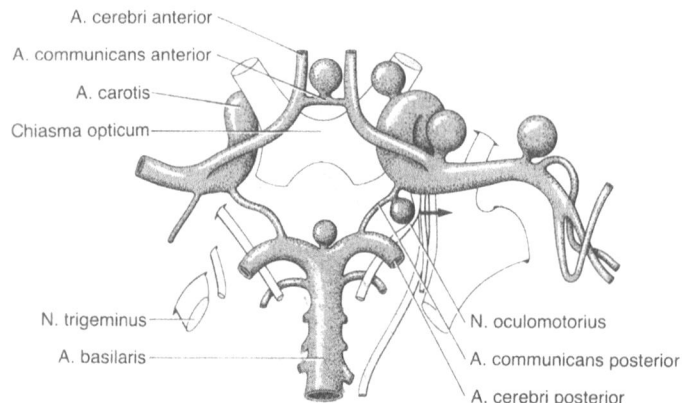

Abb. 26. Häufigster Sitz der basalen Aneurysmen und deren Beziehung zu den Hirnnerven (nach Krayenbühl und Yasargil)

einer Woche die Gefahr eines Gefäßspasmus zunimmt, der durch das Kontrastmittel verschlimmert werden kann.

Behandlung. Anfangs ist zunächst eine strikte Bettruhe erforderlich, die durch Sedierung und Schmerztherapie erreicht wird. Erhöhter Blutdruck und Körpertemperaturen müssen energisch gesenkt werden. Störungen des Gerinnungsstatus sind entsprechend auszugleichen. Meist wird eine prophylaktische Hirnödemtherapie durchgeführt. Die Anwendung von Fibrinolysehemmern (Epsilon-Aminocapronsäure) ist umstritten. Bei schwerer Bewußtseinstrübung ist eine Überwachung und Therapie auf der Intensivstation unumgänglich.

Die entgültige Behandlung besteht in der neurochirurgischen Therapie der Blutungsquelle. Wegen der Gefahr von Nachblutung und Gefäßspasmus erfolgt bei bewußtseinsklaren Patienten eine sofortige Operation. Bei Bewußtseinstrübungen wird das stabilisierte Intervall abgewartet. Sie erfolgt im blutungsfreien stabilisierten Intervall, darf jedoch wegen der Gefahr einer Nachblutung nicht zu weit hinausgeschoben werden.

Besonderheiten der Pflege. Im Akutstadium einer Subarachnoidalblutung sind die pflegerischen Maßnahmen von größter Bedeutung. Jede Blutdruckerhöhung durch Anstrengungen des Patienten (z. B. Bauchpressen bei der Darmentleerung) sind trotz der notwendigen pflegerischen Maßnahmen (Pneumonieprophylaxe, Lagerung) zu vermeiden.

Merke. Alle pflegerischen Maßnahmen, auch am bewußtlosen Patienten, sind mit Rücksicht auf die Gefahr einer Nachblutung mit großer Vorsicht durchzuführen.
Zum frühzeitigen Erkennen einer Nachblutung oder eines Gefäßspasmus sind die Bewußtseinslage des Patienten und auftretende neurologische Herdstörungen sorgfältig zu beachten.

4.3.5. Subduralhämatom

Ursache und Pathologie. Hierbei kommt es zu einer Blutung aus Venen, die die Verbindung zwischen den Hirnvenen und den venösen Sinus

darstellen (Brückenvenen). Da es sich um eine venöse Blutung in den Subduralraum handelt, kommt es zu einem zunehmenden Druck auf das Gehirn mit langsam progredienter Zunahme der klinischen Symptomatik. Meist handelt es sich hierbei um die typische Spätkomplikation eines Hirntraumas, doch finden sich gelegentlich auch spontane Hämatome, die Beziehungen zum chronischen Alkoholismus zeigen. Da polytraumatisierte Patienten aufgrund von Lungen- und Nierenkomplikationen auch auf internen Intensivstationen behandelt werden, stellt sich gelegentlich die Frage eines Subduralhämatoms bei begleitendem Schädeltrauma.

Symptome und Diagnostik. Das initiale Schädeltrauma ist oft nicht zu eruieren, da Bagatelltraumen nicht erinnert oder beachtet werden. Charakteristisch ist eine langsam zunehmende Bewußtseins- und Antriebsstörung mit oder ohne neurologische Herdhinweise. Große Schwierigkeiten bereitet die Diagnose bei Patienten, die wegen Beatmung o.ä. medikamentös sediert sind. Hierbei sind oft Zeichen der intrakraniellen Druckerhöhung (Pupillenerweiterung, Streckkrämpfe) erste klinische Symptome. Das EEG bietet insbesondere bei komatösen Patienten nur uncharakteristische Befunde. Beweisend sind lediglich das Computertomogramm und die Carotisarteriographie, die einen gefäßfreien Raum zwischen Kalotte und Hirn zeigt.

Behandlung. Die Therapie besteht in der neurochirurgischen Ausräumung des Hämatoms.

Merke. Bei der Betreuung polytraumatisierter Patienten auf der internistischen Intensivstation ist auch bei fehlenden Hinweisen auf ein schwereres Hirntrauma die Möglichkeit eines Subduralhämatoms zu erwägen.
Wichtige Symptome sind zunehmende Bewußtseinstrübung, Hemiparese, einseitige Pupillenerweiterung und Streckkrämpfe.

4.3.6. Sinusthrombose

Ursache und Pathologie. Bei Thrombosen im venösen Teil des Hirnkreislaufs handelt es sich meist um Verschlüsse der Sinus in der harten

Hirnhaut, so daß allgemein der Begriff der Sinusthrombose gebraucht wird. Je nachdem, ob die Thrombose mit oder ohne begleitende entzündliche Veränderungen einhergeht, unterscheidet man septische und blande (aseptische) Formen.

Septische Thrombosen:
Infektionen im HNO-Bereich
Infektionen im Gesichtsbereich
Osteomyelitis
Tumorinfiltration der Hirnhäute.

Blande Thrombosen:
Schwangerschaft und Wochenbett
Bluterkrankungen
Schädeltrauma
Rechtsherzinsuffizienz
postoperative Komplikation
Kachexie, Tumorleiden.
Die Thrombose verlegt den venösen Abfluß, so daß es zu Stauungen und entsprechendem Sauerstoffmangel im capillären Teil der Hirngefäße kommt. Hierdurch kommt es zur Hirnödembildung mit Blutaustritten (hämorrhagische Infarzierung). Das Blut gelangt auch in den Subarachnoidalraum, so daß ein entsprechender Reiz auf die Hirnhäute ausgeübt wird.

Symptome und Diagnostik. Die Sinusthrombose beginnt meist progredient mit Kopfschmerzen, Übelkeit und Erbrechen. Als häufiges Frühsymptom finden sich epileptische Anfälle. Im weiteren Verlauf kommt es zu zunehmender Bewußtseinstrübung bis zum Koma und neurologischen Herdhinweisen. Aufgrund des Blutaustritts in den Subarachnoidalraum besteht ein Meningismus. Bei septischen Thrombosen lassen sich Fieber, Leukocytose und BSG-Erhöhung nachweisen.
Im Lumballiquor finden sich meist Blutbeimengungen oder Xanthochromie. Im EEG finden sich uneinheitliche Befunde, und auch im Computertomogramm läßt sich meist nur die hämorrhagische Infarzierung des Hirngewebes nachweisen. Beweisend ist allein die angiographische Darstellung des Gefäßverschlusses in der venösen Phase.

Behandlung. Im Vordergrund steht die Bekämpfung des Hirnödems mit Dexamethason und Furosemid. Wegen möglicher Anfälle ist eine prophylaktische antikonvulsive Therapie durchzuführen. In Frühfällen kann zur Verhinderung einer weiteren Thromboseausbreitung eine Heparinisierung durchgeführt werden. Wegen der Gefahr zusätzlicher Blutungen ist sie jedoch im fortgeschrittenen Stadium ebenso kontraindiziert, wie eine Thrombolyse. Zusätzlich können jedoch Rheomacrodex und Acetylsalicylsäure eingesetzt werden. Bei septischen Thrombosen ist eine antibiotische Therapie notwendig und ggf. eine operative Sanierung eines Entzündungsherdes angezeigt. Trotz optimaler Therapie beträgt die Mortalität der Sinusthrombose auch heute noch etwa 40%.

Besonderheiten der Pflege. Bei bewußtseinsgetrübten Patienten sollte eine Überwachung auf einer Intensivstation erfolgen. Hierbei sind alle pflegerischen Maßnahmen für bewußtseinsgestörte Patienten erforderlich.

4.4. Raumfordernde Prozesse

4.4.1. Tumor und Metastasen

Tumoröse Prozesse des Zentralnervensystems finden sich nur ausnahmsweise im internistischen Krankengut, da sie aufgrund der meist langsam zunehmenden neurologischen Symptomatik, Wesensveränderung oder Hirndrucksymptomatik, primär in neurologische oder neurochirurgische Behandlung kommen. Ein großer Teil der cerebralen Raumforderungen stellt jedoch die Hirnmetastase eines bisher unbekannten bösartigen Primärtumors dar, dessen Suche die gesamte internistische Diagnostik erfordert. Hiervon abhängig gestaltet sich dann die Möglichkeit einer neurochirurgischen Therapie, einer Bestrahlung oder cytostatischen Behandlung. Zur Bekämpfung des perifocalen Tumorödems erweist sich Dexamethason in einer Dosierung von etwa 20 mg pro Tag als sehr erfolgreich.

4.4.2. Hirnabsceß

Ursache und Pathologie. Zwar handelt es sich beim Hirnabsceß um eine bakteriell einschmelzende Entzündung im Hirnparenchym, doch ist der klinische Verlauf in der Regel einem raumfordernden Prozeß vergleichbar.

Nur selten ist eine primäre eitrige Meningitis Ursache eines Hirnabscesses. Meist gelangen die Erreger über die Blutbahn aus eitrigen Prozessen des Körpers (z. B. Bronchiektasen, abscedierende Pneumonie) in das Gehirn. Daneben bedingen kongenitale Herzfehler und erworbene entzündliche Klappenveränderungen eine besondere Gefährdung gegenüber Hirnabscessen. Fortgeleitete Abscesse entstehen durch eitrige Entzündungen im Mittelohr, Nasennebenhöhlen und Bereich der Kopfhaut. Bei offenen Hirnverletzungen kann es sowohl zu einem Frühabsceß kommen, als auch nach Jahren bis Jahrzehnten zur Ausbildung eines sog. Spätabscesses.

Symptome und Diagnostik. Das klinische Bild entspricht meist einer cerebralen Raumforderung. Es kommt zur Ausbildung von neurologischen Herdzeichen mit rasch zunehmender intrakranieller Drucksteigerung.

Allgemeine Entzündungszeichen mit Fieber, Leukocytose und BSG-Erhöhung fehlen gelegentlich. Auch im Liquor lassen sich bei fehlendem Anschluß an das Ventrikelsystem nur uncharakteristische Veränderungen nachweisen. Im EEG findet man meist einen schweren Herdbefund. Beweisend für die Diagnose sind das Computertomogramm und die Carotisarteriographie.

Behandlung. Neben der antibiotischen Therapie entsprechend der Keimresistenz steht die chirurgische Therapie bei abgekapselten Abscessen und bei fortgeleiteten Abscessen im HNO-Bereich im Vordergrund.

4.5. Entzündliche Erkrankungen des Zentralnervensystems

Unter den Meningoencephalitiden werden entzündliche Prozesse verschiedenster Ätiologie zusammengefaßt, die gemeinsam die Gewebsteile der Hirnhäute und des Hirnparenchyms betreffen. Findet sich eine Bevorzugung des einen oder anderen Gewebsteils, wird die Erkrankung Meningitis oder Encephalitis genannt. Nach dem Verlauf unterscheiden wir akute und chronische Formen, nach dem vorherrschenden Zellbild im Liquor granulocytäre (eitrige) und lymphocytäre Meningoencephalitiden.

4.5.1. Meningitiden

4.5.1.1. Eitrige Meningitis

Ursache und Pathologie. Das Krankheitsbild ist durch die eitrige Entzündung der weichen Hirnhäute gekennzeichnet. Die wichtigsten Erreger sind:

Meningokokken
Pneumokokken
Haemophilus influenza
Streptokokken
Staphylokokken
Pseudomonas aeruginosa.

Die Erreger der Meningitis erreichen die Hirnhäute entweder über den Blutweg (z. B. Meningokokkenmeningitis) oder fortgeleitet aus umgebenden Organen (Mittelohr, Nasennebenhöhlen).

Unbehandelt führt die Meningitis zum Tode oder zu schweren cerebralen Dauerschäden. Solche Verläufe sind auch heute noch bei älteren oder resistenzgeschwächten Patienten möglich.

Eine kaum beherrschbare, im Erwachsenenalter jedoch äußerst seltene Komplikation der Meningokokkeninfektion ist die Meningokokkensepsis (Waterhouse-Friderichsen-Syndrom). Der Hirnabsceß ist eine seltene Komplikation einer primären eitrigen Meningitis.

Symptome und Diagnostik. Nach einem Prodromalstadium mit allgemeiner Abgeschlagenheit beginnt die Erkrankung akut mit hohem Fieber, starken Kopfschmerzen, Erbrechen und Benommenheit. Die entzündliche Reizung der weichen Hirnhäute führt zum Meningismus (Genickstarre), der in schweren Fällen zu einer Überstreckung des Nackens (Opisthotonus) führt. Zur Entlastung der gereizten Hirnhäute werden die Extremitäten in Seitenlage oft gebeugt und der Bauch eingezogen gehalten. Es besteht eine erhebliche Überempfindlichkeit gegen alle Berührungen, Geräusche und Lichtreize. Oft empfinden die Patienten schon durch die Berührung einer leichten Decke starke Schmerzen. Neurologische Herdhinweise finden sich meist nicht, bisweilen treten fokale oder generalisierte Anfälle auf. Bei älteren Patienten mit verminderten Abwehrkräften findet sich oft nur ein uncharakteristisches klinisches Bild mit geringer Temperaturerhöhung.

Wegen der engen Beziehung der entzündeten Hirnhäute zum Liquorraum, ist der Liquorbefund diagnostisch beweisend. Je nach Ausmaß der Pleocytose, die bis zu 50000/3 Zellen betragen kann, ist der Liquor trüb bis eitrig gelb. Nur bei älteren abwehrgeschwächten Patienten ist mit Zellzahlen unter 1000/3 zu rechnen. Segmentkernige Granulocyten beherrschen das Zellbild im Liquor. Das Liquorlaktat ist stark erhöht, der Liquorzucker häufig erniedrigt. Wichtigste diagnostische Maßnahme bei der Liquoruntersuchung ist der Erregernachweis. Er gelingt bei antibiotisch nicht vorbehandelten Patienten und sterilen Abnahmebedingungen. Zwar nehmen die mikrobiologische Differenzierung des Erregers und die Resistenzbestimmung einige Tage in Anspruch, doch läßt sich durch eine einfache Gramfärbung im Liquor oft der Erreger identifizieren. Bei der Meningokokkenmeningitis finden sich gramnegative intracelluläre Diplokokken. Dieser Nachweis gewinnt an Bedeutung, da es sich hierbei um eine übertragbare Erkrankung (Tröpfcheninfektion) handelt, die schon beim Verdacht meldepflichtig ist und entsprechende seuchenhygienische Maßnahmen erfordert (Isolierung, Desinfektion).

Behandlung. Die Kausaltherapie der Meningitis besteht in der Gabe von Antibiotica. Trotz fehlender Resistenzbestimmung im Initialstadium ist eine hochdosierte Penicillin-G-Behandlung zur Zeit als noch ausreichend anzusehen. Die Antibiotica sollten parenteral appliziert werden. Injektionen in den Liquorraum über eine Lumbalpunktion (intrathecale Gaben) sind wegen der Gefahr schwerer cerebraler Komplikationen kontraindiziert. Die Gabe von Corticosteroiden soll die Verklebung der entzündeten Hirnhäute verhindern. Eine ähnliche Wirkung haben auch wiederholte Lumbalpunktionen, die gleichzeitig den erhöhten Liquordruck senken und die subjektive Kopfschmerzsymptomatik lindern. Der Erfolg der Antibiotikatherapie wird durch ein Verschwinden der Bakterien innerhalb von Stunden und einem raschen Abfall der Liquorzellen innerhalb von wenigen Tagen angezeigt. Zu Beginn der Behandlung besteht durch den Bakterienzerfall die Gefahr eines Endotoxinschocks.

Besonderheiten der Pflege. Je nach Bewußtseinslage des Patienten ist eine Behandlung auf der Intensivstation mit allen erforderlichen Maßnahmen angezeigt. Besonders schwierig gestalten sich hierbei oft die allgemeinen pflegerischen Maßnahmen. Die Lagerung des Patienten sollte so erfolgen, daß eine maximale Entspannung der Hirnhäute erfolgt, was meist der spontan eingenommenen Seitenlage mit gebeugten Extremitäten entspricht. Wegen der extremen Überempfindlichkeit gegen äußere Reize, sollten alle notwendigen Therapiemaßnahmen mit Vorsicht erfolgen und der Patient nicht unnötig Geräuschen und Lichteinflüssen ausgesetzt werden. Aus diesem Grunde müssen Analgetica und Antipyretica in der Akutphase nicht zu sparsam eingesetzt werden. Bei großer Unruhe ist eine Sedierung unumgänglich.

Die seuchenhygienischen Notwendigkeiten zur Isolierung und Desinfektion sind zu beachten.

Merke. Unter den eitrigen Meningitiden stellt die Meningokokkeninfektion eine übertragbare Erkrankung (Tröpfcheninfektion) dar.
Der Verdacht der Erkrankung ist meldepflichtig!
Die Maßnahmen der Desinfektion und Isolierung sind zur Verhinderung der Infektionsausbreitung dringend erforderlich.

4.5.1.2. Akute Lymphocytäre Meningitis

Hierbei handelt es sich um eine seröse Entzündung der Hirnhäute. Die Erkrankung ist in der Regel eine Virusinfektion und tritt entweder isoliert als Meningitis oder als Allgemeininfektion des Körpers mit meningitischer Beteiligung auf.
Erreger:
Echo-Viren, Coxsackie-Viren, Mumps, infektiöse Mononucleose, lymphocytäre Choriomeningitis, Arboviren, Adenoviren, Leptospiren, Herpes zoster, Poliomyelitis.

Symptome und Diagnostik. Die lymphocytäre Meningitis setzt mit Kopfschmerzen, Übelkeit, Erbrechen und Meningismus akut ein. Die Symptome ähneln meist der bakteriellen Meningitis, wenngleich sie oft nicht dieselbe Schwere erreichen. Eine Bewußtseinstrübung ist selten und deutet auf eine encephalitische Mitbeteiligung hin.
Im Liquor findet sich eine lymphocytäre Pleozytose, die in der Regel 5 000/3 nicht überschreitet und oft sogar so gering ist, daß sie in krassem Gegensatz zur Schwere des klinischen Bildes steht. Die Erregerdiagnostik erfolgt durch entsprechende Seroreaktionen im Blut oder durch Virusisolierung in den Körperflüssigkeiten. Da diese Maßnahmen meist mehrere Tage in Anspruch nehmen, muß sich die Abklärung im Akutstadium auf den Ausschluß bestimmter Meningitisformen (Befall anderer Organe, spezielle Infektionswege) beschränken.

Behandlung. Die Therapie ist in der Regel konservativ. Man beschränkt sich auf die bei den bakteriellen Meningitiden genannten Allgemeinmaßnahmen. Besondere Erreger (Leptospirose) sind spezifisch zu therapieren. Da Erreger und Infektionsmodus meist unbekannt sind, sollten entsprechende Isolierungsmaßnahmen zur Verhinderung einer weiteren Ausbreitung durch Tröpfchen- oder Schmierinfektionen ergriffen werden.
In der Regel heilt die lymphocytäre Meningitis folgenlos ab.
Eine besondere Meningitisform ist die Reiz- oder Fremdkörpermeningitis, die im Gefolge von Punktionen, Kontrastmitteluntersuchungen und Operationen des ZNS auftreten kann.

Die Symptomatik ist der o.g. lymphocytären Menigitis identisch. Entsprechende spezielle Therapiemöglichkeiten bestehen somit nicht.

4.5.1.3. Chronisch lymphocytäre Menigitis

Ursache und Pathologie. Ein Teil der Meningitiden verläuft chronisch. Hierbei steht die Entzündung der basalen Hirnhäute mit Übergreifen auf das Hirnparenchym im Vordergrund.

Ursachen:
Chronische Meningitis unklarer Ätiologie
Boeck-Sarkoidose
Toxoplasmose
Pilzerkrankungen
Cysticerkose (Finne des Schweinebandwurms).

Symptome und Diagnostik. Die Beschwerden entwickeln sich schleichend mit Kopfschmerzen, Konzentrationsstörungen und Leistungsminderung. Nur angedeutet findet sich ein Meningismus. Die Entzündung an der Hirnbasis führt meist zu Hirnnervenlähmungen, daneben als Zeichen einer begleitenden Encephalitis auch Ataxie, Blicklähmungen, Hemi- und Paraparesen.
Diagnostisch wegweisend ist der Liquor mit einer lymphocytären Pleocytose von wenigen 100/3 Zellen. Das Eiweiß ist erhöht und der Liquorzucker meist erniedrigt. Nur selten gelingt der direkte Erregernachweis im Liquor. Eine darüber hinausgehende ätiologische Differenzierung erfolgt durch die Seroreaktion des Blutes und den übrigen internistischen Befund.

Behandlung. Die Therapie richtet sich nach der Grundkrankheit.

4.5.1.4. Tuberkulöse Meningitis

Ursache und Pathologie. Die Erkrankung besteht in einer tuberkulösen Entzündung der basalen Anteile der Hirnhäute, die auf die Gefäße des Hirnparechyms übergreift. Als Folge hiervon kommt es zu Verklebungen, die die Hirnnerven und die Liquorzirkulation stören. Die Erweiterung der inneren Hirnräume (Hydrocephalus internus) als Folge einer Abflußstörung des Liquors ist eine gefürchtete Komplikation.

Die Tuberkelbakterien gelangen meist hämatogen im Rahmen einer Miliartuberkulose oder aber auch bei unbekanntem Primärherd in die Meningen. Der Tuberkulintest und die Röntgenaufnahme des Thorax bringt nur in etwa 50% der Fälle einen positiven Hinweis auf eine tuberkulöse Genese.

Symptome und Diagnostik. Das Krankheitsbild beginnt schleichend mit Kopfschmerzen, Leistungsminderung und rezidivierenden Temperaturschüben. Bisweilen steht das Bild einer exogenen Psychose ganz im Vordergrund, so daß die Patienten primär in einer psychiatrischen Abteilung aufgenommen werden. Charakteristisch sind im nachfolgenden Hirnnervenlähmungen und eine Beteiligung des Sehnerven.
Der Liquor zeigt eine mehrere 100/3 Zellen betragende, zunächst granulocytäre, dann lymphocytäre Pleocytose. Das Liquoreiweiß ist meist deutlich erhöht, der Liquorzucker ist erniedrigt, doch handelt es sich hierbei um kein spezifisches Symptom. Auch ein Eiweißniederschlag nach längerem Stehen des Liquors (Spinngewebsgerinnsel) ist keineswegs beweisend. Der direkte Erregernachweis im Liquor gelingt nur selten, so daß Kultur und Tierversuch unbedingt vor Beginn der Therapie erforderlich sind. Das EEG ist in der Regel erheblich verändert.

Behandlung. Unbehandelt führt die tuberkulöse Meningitis nach längerem Verlauf unweigerlich zum Tode. Ein zu später Therapieeinsatz bewirkt über die Ausbildung eines Hydrocephalus eine schwere Defektheilung. Somit kommt der raschen Diagnosestellung eine besondere Bedeutung zu. Klinischer Befund, lymphocytäre Pleocytose, Liquorzuckererniedrigung sollte auch bei fehlendem Nachweis eines Streuherdes den Verdacht auf eine tuberkulöse Meningitis erhärten. Auch bei fehlendem Erregernachweis sollte eine spezifische Therapie bis zum Vorliegen von Kultur und Tierversuch aus dem Liquor durchgeführt werden.
Wegen der oft schlechten Durchblutungsverhältnisse im Entzündungsgewebe sind hochdosierte Gaben einer Dreierkombination erforderlich (z.B. INH, Myambutol, Rifampicin). Zu-

sätzliche Cortisongaben sollen die Verklebungen der Hirnhäute verhindern.

Besonderheiten der Pflege. Die allgemeinen pflegerischen Maßnahmen umfassen insbesondere Isolierung des Patienten mit entsprechenden Desinfektionsmaßnahmen. Bei Augenmuskellähmungen sollte durch eine wechselseitige Augenklappe das Doppelsehen verhindert werden, bei Facialislähmungen die fehlende Befeuchtung der Conjunctiva und Cornea durch feuchte Kammer oder Salben ersetzt werden, wie es auch bei komatösen Patienten üblich ist.

4.5.2. Encephalitis

Bei der Encephalitis finden sich die entzündlichen Veränderungen im Hirngewebe. Daneben können jedoch auch die Meningen mitbetroffen sein (Meningoencephalitis), so daß der Begriff Encephalitis den Schwerpunkt des entzündlichen Geschehens meint.

4.5.2.1. Virusencephalitis
Ursache und Pathologie. Ätiologisch unterscheiden wir die primären Virusencephalitiden, bei denen die Erreger direkt hämatogen das Gehirn befallen und die para- und postinfektiösen Encephalitiden, bei denen es über immunologische Mechanismen im Gefolge einer allgemeinen Virusinfektion zum Befall des ZNS kommt. Hierbei ist immer ein bestimmter zeitlicher Zusammenhang mit einer vorausgehenden, nicht das Nervensystem betreffenden Viruserkrankung zu finden.
Primäre Virusencephalitis:
Arboviren, Echo-Viren, Coxsackie-Viren, LCM-Virus, Herpes-simplex-Virus, Toxoplasmose, Fleckfieber-Encephalitis.
Parainfektiöse Encephalitiden:
Masern, Röteln, Windpocken, Pfeiffer-Drüsenfieber, Pockenschutzimpfung.

Symptome und Diagnostik. Die Krankheit beginnt in der Regel akut. Im Vordergrund stehen psychische Veränderungen mit Bewußtseinstrübung bis zum Koma, Verwirrtheitszuständen, motorischer Unruhe und Erregungszuständen. Häufig finden sich fokale oder generalisierte Anfälle, die neurologischen Herdsymptome betreffen die Pyramidenbahn (Hemiparese), das Kleinhirn (Ataxie) und das extrapyramidale System (Parkinson, Chorea-Athetose). Ganz umschrieben kann jedoch auch der Hirnstamm mit Augenstörungen und Hirnnervenlähmungen betroffen sein (Hirnstammencephalitis). An Allgemeinsymptomen finden sich Kopfschmerzen, Übelkeit und Erbrechen. Bei den parainfektiösen Encephalitiden sind in der Regel Symptome der Grunderkrankung noch nachweisbar (z. B. Hauteffflorescenzen).

Im Liquor finden sich in der Regel nur geringe entzündliche Veränderungen, das EEG ist obligat allgemeinverändert. Ein Erregernachweis ist entweder durch Seroreaktion im Blut oder durch direkten Erregernachweis in Körperflüssigkeiten möglich.

Behandlung. Die Therapie der Virusencephalitiden ist rein symptomatisch. Notwendig ist eine Sedierung der unruhigen Patienten und eine Abschirmung gegen äußere Reize, wie bei den Meningitiden. Bei Anfällen ist eine zusätzliche antikonvulsive Therapie notwendig.

Der größte Teil der Encephalitiden heilt folgenlos ab, in besonders schweren Fällen sind jedoch schwere Defektheilungen mit organischer Wesensänderung, bleibenden neurologischen Ausfällen und cerebralen Anfallsleiden möglich.

Besonderheiten der Pflege. Bei stärkerer Bewußtseinstrübung ist eine parenterale Ernährung, Intubation mit entsprechender Lungenpflege und Überwachung auf einer Intensivstation unumgänglich. Große Probleme bereitet oft die motorische Unruhe dieser Patienten, die neben der entsprechenden medikamentösen Sedierung auch verständnisvolles Verhalten des Pflegepersonals erfordert.

4.5.2.2. Herpesencephalitis

Ursache und Pathologie. Der Erreger ist das Herpes-simplex-Virus. Es führt zu einer hämorrhagischen Entzündung des Gehirns, unter besonderer Beteiligung des Temporallappens des Zwischen- und Mittelhirns. Die Erkrankung verläuft meist bösartig, so daß auch beim Überleben der Patienten mit schwersten Defekten zu rechnen ist. Unter den gegenwärtigen epidemiologischen Verhältnissen ist die Herpesencephalitis die schwerste Form. Warum das überall vorhandene Herpes-simplex-Virus in bestimmten Fällen zur Encephalitis führt, ist weitgehend ungeklärt.

Symptome und Diagnostik. Die Erkrankung setzt akut mit Kopfschmerzen, Fieber, Übelkeit und Erbrechen sowie Meningismus ein. In rascher Folge treten Bewußtseinstrübung, Hemiparesen und epileptische Anfälle bis zum Status epilepticus als Zeichen eines raumfordernden Schläfenlappenprozesses auf. Die Patienten bedürfen rascher intensivmedizinischer Betreuung.

Der Liquor zeigt eine wechselnde Pleocytose mit typischer blutiger oder xanthochromer Verfärbung. Im EEG besteht eine schwere Allgemeinveränderung mit Herden in den Schläfenlappenregionen. Typische und diagnostisch wegweisende EEG-Veränderungen sind periodische Komplexe. Im Computertomogramm und im Angiogramm finden sich die Zeichen eines raumfordernden ein- oder doppelseitigen Schläfenlappenprozesses. Eine sichere ätiologische Klärung ist nur durch die Virusisolierung und den Antikörpertiteranstieg für das Herpes-simplex-Virus im Blut zu führen. Da hierfür 2 Untersuchungen in Abständen von 14 Tagen durchzuführen sind, kann die sichere Diagnose in der Regel erst nach dem akuten Krankheitsstadium gestellt werden. Die initiale Diagnosestellung richtet sich deshalb nach den Kriterien einer schweren Encephalitis, dem Liquorbefund, dem EEG und der Computertomographie.

Behandlung. Therapeutisch wird heute Adenosinarabinosid (Vidarabin) als Virustaticum eingesetzt. Daneben stehen die Hirnödemtherapie und vor allem die antiepileptische Therapie im Vordergrund. Ein sich entwickelnder Status epilepticus ist oft nicht mehr zu durchbrechen.

Besonderheiten der Pflege. Wegen des schweren Krankheitsverlaufes kommen frühzeitig alle intensivmedizinischen Maßnahmen zur Anwendung. Wenngleich die Krankheit eine sehr schlechte Prognose hat, sollten alle möglichen Maßnahmen ergriffen werden, um in den Fällen des Überlebens ein optimales Therapieresultat zu gewährleisten.

Merke. Zur Zeit stellt die Herpesencephalitis die schwerste Encephalitisform dar.

4.5.2.3. Embolische Herdencephalitis

Ursache und Pathologie. Bei einer bakteriellen Endokarditis kann es zu einer embolischen Aussaat infizierter Thromben von den Herzklappen in das Gehirn kommen. Die Streuung erfolgt diffus, so daß sich zahlreiche Mikroabscesse bilden.

Symptome und Diagnostik. Klinisch imponiert ein septisches Bild mit Bewußtseinstrübung. Schubweise, je nach Embolisierung, kommt es zu neurologischen Ausfällen und Krampfanfällen, die lokalisatorisch das ganze Gehirn betreffen. Gelegentlich stehen Verwirrtheitszustände ganz im Vordergrund. Im Liquor zeigt sich in der Regel eine granulocytäre Pleocytose. Internistisch finden sich allgemein septische Zeichen.

Behandlung. Nur eine hochdosierte Penicillintherapie kann den unbehandelt letalen Verlauf aufhalten. Daneben steht die Therapie des allgemeinen Hirnödems und der Anfälle im Vordergrund.

Besonderheiten der Pflege. Neben den üblichen Pflege- und Überwachungsmaßnahmen muß insbesondere auf eine komplizierende Subarachnoidalblutung oder intracerebrale Blutung geachtet werden, die sich als plötzliche Kopfschmerzsymptomatik mit rasch ändernder Bewußtseinslage anzeigt.

4.5.2.4. Tollwut (Rabies, Lyssa)

Ursache und Pathologie. Die Tollwut ist eine Virusinfektion des gesamten Zentralnervensystems. Sie wird von infizierten Tieren (Hund, Dachs, Fuchs) durch Biß (Hautverletzung) im Speichel übertragen. Die Inkubationszeit beträgt zwischen Tagen und mehreren Monaten.

Symptome und Diagnostik. Mit Kopfschmerzen, Appetitlosigkeit und depressiver Verstimmung kommt es zu einem uncharakteristischen Prodromalstadium. Im weiteren tritt eine extreme Schmerzhaftigkeit der ursprünglichen Bißstelle auf, der bald eine extreme Überempfindlichkeit gegen alle Sinnesreize folgt. Zunehmend bildet sich in den folgenden Tagen eine Erregungsphase aus, in der es zu hochgradiger motorischer Unruhe kommt, die bisweilen in hemmungslosen, aggressiven Wutausbrüchen enden. Charakteristisch sind in dieser Phase die schmerzhaften Schlundkrämpfe, die bei geringsten Schluckversuchen auftreten, so daß der Patient selbst den eigenen Speichel aus dem Mund laufen läßt. Meist stirbt der Patient in dieser Phase. Wird sie überlebt, so tritt im anschließenden Lähmungsstadium (Untergang des Nervengewebes) der Tod bei vollem Bewußtsein infolge Atemlähmung ein.

Die Diagnose muß ausschließlich klinisch aufgrund des Krankheitsbildes und des anamnestischen Kontaktes mit tollwutverdächtigen Tieren gestellt werden. Im Initialstadium kann die Abgrenzung gegenüber dem Tetanus schwierig sein.

Behandlung. Ist die Krankheit einmal ausgebrochen, verläuft sie trotz aller Intensivmaßnahmen tödlich. Einzige Möglichkeit ist die frühzeitige aktive Immunisierung nach entsprechendem Kontakt mit einem tollwutverdächtigen oder nachgewiesen tollwütigen Tier.

Besonderheiten der Pflege. Das Virus wird ausschließlich mit dem Speichel ausgeschieden. Es ist an der Außenwelt nur kurze Zeit infektionstüchtig. Da es nur über die verletzte Haut oder die Schleimhäute in das Gewebe gelangt, ist bei entsprechenden Vorsichtsmaßnahmen mit einer Übertragung der Infektion nicht zu rechnen.

4.5.2.5. Botulismus

Ursache und Pathologie. Der sporenbildende Anaerobier Clostridium botulinum bildet das Botulinustoxin, von dem fünf verschiedene Formen (A–E) bekannt sind. Das Gift entsteht meist in unsachgemäß behandelten Konserven und Nahrungsmitteln, in denen die Sporen nicht abgetötet wurden und es deshalb unter Luftabschluß zur Toxinbildung kommt. Das Toxin ist äußerst thermolabil und kann in 6 Minuten bei 80 Grad C inaktiviert werden. Das Krankheitsbild entsteht durch die Aufnahme des Toxins mit den entsprechend verseuchten Nahrungsmitteln. Über den Kreislauf gelangt es an die cholinergischen Synapsen des Nervensystems und blockiert hier die Acetylcholinfreisetzung. Die Symptome erstrecken sich somit auf das motorische System und den Parasympathicus.

Symptome und Diagnostik. Am Anfang steht ein unspezifisches Bild mit Schwindel, Übelkeit, Erbrechen und Durchfall. Die eigentlichen Symptome beginnen 1–2 Tage später mit einer eigenartigen Berauschtheit und traumartigen quälenden Zuständen. Charakteristischerweise folgen bald Augensymptome mit Doppelbildern, Pupillenerweiterung und Akkommodationsschwäche. Bei leichten Intoxikationen sind Augenstörungen oft das einzige Symptom. Bei großen Toxinmengen folgen Schluck- und Sprachstörungen, die Speichelsekretion versiegt, es stellt sich eine Darm- und Blasenlähmung ein. Im Endzustand ist die gesamte Willkürmuskulatur gelähmt, so daß der Patient an Ateminsuffizienz verstirbt, bisweilen auch an toxisch bedingter Asystolie.
Beim Verdacht auf eine Botulismusintoxikation muß unverzüglich der Nachweis des Toxins in Nahrungsresten, Magensaft und Serum des Patienten erfolgen. Hierzu werden entsprechende Materialien Meerschweinchen oder Mäusen intraperitoneal verabreicht, die im Falle einer Intoxikation rasch versterben.

Behandlung. Magenspülung und ausgiebige Darmentleerung zur Eliminierung noch vorhandenen Toxins steht am Anfang der therapeutischen Maßnahmen. Diese ist auch im fortgeschrittenen Stadium noch sinnvoll, da durch die toxinbedingte Magen- und Darmlähmung die vollständige Resorption erheblich verzögert ist. Das im Blut vorhandene Toxin kann durch die intravenöse Verabreichung von Botulismus-Antitoxin neutralisiert werden. Hierbei ist auf die Möglichkeit eines anaphylaktischen Schokkes zu achten.

Zur Beeinflussung des Acetylcholinmangels an den Synapsen wird Prostigmin und Guanidinhydrochlorid versucht, ohne daß jedoch übereinstimmend überzeugende Erfolge berichtet werden.

Besonderheiten der Pflege. Es besteht keine Möglichkeit, die an den Synapsen gebundenen Toxinmengen medikamentös zu eliminieren oder zu neutralisieren, so daß einmal eingetretene Intoxikationserscheinungen (Lähmungen, vegetative Erscheinungen) an erster Stelle pflegerisch behandelt werden müssen. Im Vordergrund steht die Lungenpflege, insbesondere wegen der Gefahr der Aspirationspneumonie infolge Lähmung der Schluckmuskulatur. In schweren Fällen ist Intubation, kontrollierte Beatmung und parenterale Ernährung unumgänglich. Diese Maßnahmen sind in entsprechenden Fällen über Wochen durchzuführen. Da die Symptome des Botulismus ausschließlich das vegetative Nervensystem und das motorische System betreffen, fehlen Sensibilitätsstörungen und Bewußtseinstrübung. Bei der Pflege ist deshalb darauf zu achten, daß der Patient trotz möglicher Reaktionslosigkeit Schmerzen empfindet und auch akustische Reize wahrnimmt. Die pflegerischen Maßnahmen sind somit mit entsprechender Vorsicht durchzuführen, ggf. ist eine Sedierung des Patienten notwendig.

4.5.2.6. Tetanus

Ursache und Pathologie. Das Krankheitsbild des Tetanus ist ähnlich dem Botulismus eine Intoxikation durch das Gift des sporenbildenden Anaerobiers Clostridium tetani. Im Gegensatz zu diesem gelangt der Erreger jedoch immer über verschmutzte Wunden in den Körper des Patienten. Unter anaeroben Verhältnissen (mangelnde Wundversorgung) bildet das Clostridium tetani das Tetanustoxin, welches sich im gesamten Körper ausbreitet. Es beeinflußt ausschließlich das motorische Rückenmarks- und Hirnnervensystem, so daß rein motorische Störungen zu erwarten sind. Es kommt zu einer Blockierung der Hemmungsmechanismen im motorischen System, so daß eine Übererregbarkeit entsteht.

Symptome und Diagnostik. Zu Beginn kommt es meist nach motorischer Unruhe zu Verspannungen der Kiefer- und Gesichtsmuskulatur. Diese steigern sich bis zur Kieferklemme (Trismus) und zu einer Dauerspannung der Gesichtsmuskulatur, für die sich der Begriff des Risus sardonicus eingebürgert hat. Im nachfolgenden breiten sich die Muskelkontraktionen auf den ganzen Körper aus, so daß es zu plötzlichen Überstreckungen des Rumpfes mit extremer Streckstellung der Extremitäten kommt. Meist ist die Kehlkopfmuskulatur mit eingeschlossen, so daß es zu einer Hypoxie kommt. Von besonderer Bedeutung ist die sofortige Auslösung dieser Erscheinungen durch den aktiven Versuch des Patienten einen Muskel anzuspannen und durch äußere Reize (Schmerz, Berührung, Geräusche und Licht). Da das Bewußtsein bei diesen Krämpfen nicht getrübt ist, empfindet der Patient hierbei stärkste Schmerzen. Der Krampf des Kehlkopfes wird als akutes Erstickungsereignis voll wahrgenommen. Bisweilen kann es auch zu Frakturen kommen.

Die Diagnose kann im Hinblick auf die rasch durchzuführende Immunisierung nur klinisch gestellt werden.

Behandlung. Das im Blut befindliche Toxin kann durch hochdosierte Gabe von humanem Tetanushyperimmunglobulin (Tetagam) inaktiviert werden. Hierbei sind Initialdosen bis zu 10 000 I. E. notwendig. Zur Verhinderung einer weiteren Toxinresorption muß die verschmutzte Wunde sorgfältig exzidiert werden (aerobe Verhältnisse). Die vorherrschenden klinischen Symptome der motorischen Übererregbarkeit werden durch tiefe Sedierung mit Diazepam (Valium) behandelt. In schweren Fällen sind die Krämpfe hierdurch nicht zu unterbrechen, so daß zur Sicherung der Vitalfunktionen eine Relaxierung und kontrollierte Beatmung erfolgen muß.

Besonderheiten der Pflege. Wie beim Botulismus steht bei voll ausgebrochener Erkrankung die symptomatische Therapie und damit die Pflege ganz im Vordergrund. Der Patient sollte in einem dunklen Zimmer liegen und von allen äußeren Reizen abgeschirmt werden. Infolge der oft notwendigen Relaxierung und kontrol-

lierten Beatmung sind alle Maßnahmen der Lagerung, Bronchialtoilette und parenteralen Ernährung notwendig. Hierbei ist eine besondere Sorgfalt erforderlich, da die Therapie meist über Wochen geht und somit eine besondere Gefahr gegenüber Pneumonie und Druckgeschwürbildung besteht.

Merke. Als einzige Prophylaxe des Tetanus kommt die ausreichende Wundtoilette auch bei Bagatellverletzungen, die aktive Immunisierung mit Tetanustoxoid (Tetanol) und ggf. die passive Immunisierung mit Tetanushyperimmunglobulin (Tetagam) in Frage. Auf diese Maßnahmen ist auch auf der Intensivstation bei begleitenden Bagatellverletzungen zu achten.

4.5.2.7. Poliomyelitis acuta anterior

Ursache und Pathologie. Die Poliomyelitis (spinale Kinderlähmung) ist eine entzündliche Erkrankung des Nervensystems, die durch das Poliomyelitisvirus hervorgerufen wird. Es gelangt durch Schmutz- und Schmierinfektion in den Körper und setzt sich über den Blutkreislauf an den Hirnhäuten, den motorischen Vorderhornzellen und den Hirnnervenkernen fest. Die Poliomyelitis ist eine relativ selten gewordene Erkrankung, da eine aktive Schutzimpfung möglich ist und etwa 95% der Infektionen ohne klinische Symptomatik verlaufen, die jedoch eine bleibende Immunität hinterlassen. Infolge nachlassender Impfwilligkeit der Bevölkerung und ähnlicher klinischer Bilder durch andere Virusinfektionen ist die Kenntnis der Erkrankung von großer Bedeutung.

Symptome und Diagnostik. Bei unterschiedlicher Virulenz der Erreger zeigt die Krankheit unterschiedliche Schweregrade. Neben der Möglichkeit einer Infektion ohne klinische Erscheinungen sind gutartige Verläufe als Magen-Darm-Infektion und lymphocytäre Meningitis bekannt.

Der Erkrankungsverlauf mit Lähmungen ist eine seltene Form, die sich etwa 1 Woche nach den ersten Erscheinungen aus dem meningitischen Bild entwickelt. Es treten proximal betonte asymmetrische Lähmungen der Extremitenmuskulatur auf, in schweren Fällen wird auch die Atem- und Bauchmuskulatur betroffen. Da es sich hierbei um periphere Lähmungen handelt (Vorderhornschädigung), sind ausgeprägte Atrophien die Folge. Bei besonders schweren Verläufen kommt es zur Lähmung der Hirnnervenmuskeln, die zu Augenmuskellähmungen und der Bulbärparalyse führen.

Im Liquor findet sich stets eine lymphocytäre Pleocytose. Der Beweis der Erkrankung gelingt durch den Virusnachweis im Rachenabstrich und im Stuhl oder durch den Nachweis von Antikörpern im Blut.

Behandlung. Eine spezielle Therapie der Polio ist nicht möglich, so daß nur die Impfprophylaxe vor der Erkrankung schützt.

Besonderheiten der Pflege. Wegen der Infektionsgefahr müssen die Patienten isoliert werden. Alle Ausscheidungen müssen als infektiöses Material vernichtet werden, um weitere Schmierinfektionen zu vermeiden.

Auch bei geringer Ausprägung der Lähmungen ist Bettruhe erforderlich. Frühzeitig soll eine aktive vorsichtige Krankengymnastik erfolgen, die nach Abklingen der akuten Phase forciert werden muß, um das Ausmaß der Atrophien zu begrenzen und die in der Heilungsphase eintretende Reinnervation der Muskeln zu fördern. Bei oft wochenlangem Krankheitsverlauf ist die Lagerung der gelähmten Extremitäten zur Verhinderung von Druckgeschwüren von besonderer Bedeutung.

Bei ausgeprägten Erkrankungsfällen ist eine Tracheotomie zur Beatmung erforderlich. Auch das Pflegepersonal sollte im Verlauf der Erkrankung auf diese schwerwiegende Komplikation achten (mangelndes Abhusten, zunehmende Cyanose). Bei allen Maßnahmen ist zu berücksichtigen, daß auch die Polio ohne Bewußtseinstrübung und ohne Sensibilitätsstörungen einhergeht, die den Patienten das Krankheitsbild und die therapeutischen Maßnahmen voll erleben lassen.

4.5.2.8. Herpes zoster

Das Erkrankungsbild des Herpes zoster wird durch das Varicellen-Zostervirus hervorgerufen, welches beim Kind die Windpocken (Vari-

cellen) hervorruft. Beim Zweitkontakt mit diesem Virus entsteht die o.g. Erkrankung. Das Krankheitsbild entwickelt sich bei älteren Menschen häufig im Gefolge internistischer Erkrankungen (Tumorleiden, Bluterkrankung, Kachexie).

Unter den verschiedenen Verlaufsformen kennt man die eigentliche Gürtelrose als Erkrankung eines Spinalganglions und des von ihm versorgten Hautareals. Es kommt zu hartnäckigen Schmerzen im entsprechenden Dermatom und zu charakteristischen bläschenförmigen Eruptionen. Spezielle Lokalisationen sind im Bereiche des 1. Trigeminusastes (Zoster ophthalmicus) und im Bereich des Ohres (Zoster oticus). Insbesondere bei malignen Grunderkrankungen kann es zu einem Befall aller Spinalganglien kommen, und es entsteht das Krankheitsbild des Zoster generalisatus.

Als Komplikationen kennt man die Zoster-Meningitis, die Zoster-Myelitis und die Zoster-Encephalitis.

Steht die Erkrankung in keinem Zusammenhang mit einem malignen Grundleiden, so ist die Prognose gut. Als Restsymptomatik entwickeln sich bisweilen hartnäckige Schmerzen im ursprünglich befallenen Areal.

4.6. Epilepsie

4.6.1. Definition und Einteilung

Epileptische Anfälle sind die Folge eines abnormen Erregungszustandes des Gehirns, die elektroencephalographisch als Epilepsiepotentiale registriert werden können. Dieser Erregungszustand kann entweder das ganze Gehirn oder Teile betreffen, so daß eine wechselnde Ausgestaltung der Anfälle möglich ist. Das Krankheitsbild der Epilepsie liegt dann vor, wenn epileptische Anfälle ohne äußere Ursache rezidivieren. Als Ursachen kommen cerebrale Schädigungen (frühkindlicher Hirnschaden, Hirntraumen, Hirntumor) und eine genetisch fixierte Anfallsdisposition hinzu. In vielen Fällen bleibt die Ursache unklar. Insbesondere beim Auftreten eines Anfallsleidens im Erwachsenenalter muß auf die Möglichkeit eines Hirntumors geachtet werden. Von diesem Krankheitsbild der Epilepsie sind jene epileptischen Anfälle abzugrenzen, die im Zusammenhang mit bestimmten Provokationsmechanismen stehen. Hierbei können äußere Faktoren (Schlafentzug, Alkoholentzug) und akute Erkrankungen des Gehirns (z. B. Encephalitis, Encephalopathie (s. später)) Anfälle hervorrufen. Da nach Ausschaltung der Provokationsmechanismen oder nach einem Ausheilen der Grunderkrankungen diese Anfälle spontan sistieren, nennt man sie Gelegenheitsanfälle. Auf intensivmedizinischem Gebiet begegnet uns entweder das Krankheitsbild der Epilepsie in Form des Status epilepticus oder wir finden begleitende epileptische Anfälle bei anderen Erkrankungen.

Die heute verwandten Einteilungskriterien sind keineswegs einheitlich und richten sich nach elektroencephalographischem Bild, Ausgestaltung des Anfalls und altersmäßiger Besonderheit.

Einteilung:

1. Fokale Anfälle
   a) mit motorischen Zeichen (fokal motorische Anfälle, Jackson-Anfälle)
   b) mit somatosensorischen Zeichen (sensible, visuelle, auditive, olfaktorische Störungen)
   c) mit psychischen Symptomen (aphasische Störungen, Störungen des Denkens und der Affekte, Illusionen und Halluzinationen).
2. Fokale Anfälle, die in generalisierte tonisch klonische Anfälle übergehen (nach fokalem Beginn folgt ein typisch generalisierter Anfall).
3. Generalisierte Anfälle
   a) Absencen
   b) myoklonische Anfälle
   c) tonische Anfälle
   d) tonisch klonische Anfälle (eigentlicher Gand-mal-Anfall).

4.6.1.1. Tonisch klonischer Anfall

Hierbei handelt es sich um die dramatischste Form eines epileptischen Anfalls. Der Patient stürzt meist ohne Vorboten, gelegentlich mit einem Initialschrei zu Boden und wird bewußtlos. Sekundenlang kommt es zu einer tonischen Verkrampfung sämtlicher Muskeln, die auch die Stimmbänder mit einschließt, die auftretende Zyanose ist Folge einer zentralen Atemlähmung. Es folgt eine bis zu minutendauernde Phase rhythmischer, teils synchroner Zuckungen aller Muskeln unter Zunahme der Cyanose (klonische Phase). Die Pupillen sind in der Regel weit und reagieren nicht auf Licht; Einnässen, Einkoten und Zungenbiß können auftreten. In der Folge nehmen die rhythmischen Zuckungen ab, verschwinden schließlich vollständig, und es setzt eine tiefe schnarchende Atmung ein. Während dieser Phase ist der Patient noch bewußtlos oder stark bewußtseinsgetrübt (postparoxysmaler Dämmerzustand). Ein vollständiges Erwachen erfolgt erst nach Minuten bis Stunden. Für den Zeitraum des Anfalls hat der Patient keine Erinnerung (Amnesie). Tonisch klonische Anfälle finden sich entweder beim Krankheitsbild der Epilepsie oder sie sind Initialzeichen eines cerebralen Prozesses.

Merke. Beim Auftreten eines tonisch klonischen Anfalls gilt es zunächst, Verletzungen des Krampfenden zu vermeiden. Hierzu muß er frei gelagert werden, und ein fester Gegenstand sollte zwischen die Zähne geschoben werden, um den Zungenbiß zu vermeiden.

Eine Intubation ist beim Auftreten einer Cyanose nicht angezeigt, da hierdurch der Anfall bis zum Status verlängert werden kann.

Die intravenöse Applikation von Antiepileptica ist bei einem einzigen kurzdauernden Anfall sinnlos, da sich der Anfall vor Wirkungseintritt des Antiepilepticums von selbst beschränkt und nur ein scheinbarer Therapieeffekt entsteht.

4.6.1.2. Fokale Anfälle

Im Vordergrund stehen hierbei undramatische Erscheinungsformen mit umschriebenen klonischen Zuckungen einer Extremität oder nur von Muskelgruppen, sinnlos erscheinende motorische Bewegungen (Automatismen) oder vorübergehenden Einengungen des Bewußtseins. Eine Bewußtlosigkeit oder eine Cyanose fehlen, jedoch kann aus einem fokalen Anfall ein tonisch klonischer Anfall entstehen.

Diagnostik und Therapie. Das erstmalige Auftreten eines Krampfanfalls im Erwachsenenalter ohne Hinweis auf das Bestehen einer Epilepsie erfordert immer eine intensive cerebrale Diagnostik mit EEG, Liquor, Computertomogramm und ggf. Angiographie, um einen hirneigenen Prozeß auszuschließen, daneben aber auch eine breite internistische Diagnostik zur Aufdeckung von Erkrankungen mit Hirnbeteiligung.

Die Therapie der Anfälle erfolgt mit Antiepileptica. Die Indikation hängt von weiteren zu erwartenden Anfällen ab und richtet sich in der Wahl der Präparate meist nach den Anfallsformen.

Gebräuchliche Antiepileptica:
Barbiturate (Luminal, Maliasin), Primidon (Mylepsinum), Diphenylhydantoin (Zentropil), Carbamazepin (Tegretal), Valproinsäure (Ergenyl), Suxinimide (Suxinutin), Clonazepam (Rivotril).

Merke. Eine einmal begonnene antiepileptische Therapie muß konsequent und regelmäßig erfolgen. Die ausreichende Dosierung kann mit Hilfe der Blutspiegel festgestellt werden.

Plötzliches Absetzen einer antiepileptischen Therapie kann zu einer lebensbedrohlichen Häufung der Anfälle (Status epilepticus) führen.

4.6.2. Status epilepticus

Bei jeder Form epileptischer Anfälle kann es zu einer lebensbedrohlichen Häufung kommen. Von einem Status epilepticus sprechen wir, wenn die Anfälle ununterbrochen ablaufen oder wenn der Patient zwischen den Anfällen nicht mehr das Bewußtsein erlangt. Die Folge hiervon ist eine lebensbedrohliche Hypoxie des Gehirns, so daß eine unverzügliche Therapie erfolgen muß, die wegen möglicher Komplikationen der Vitalfunktion auf einer Intensivstation überwacht werden sollte.

4.6.3. Antiepileptische Soforttherapie

Der Status epilepticus kann nur durch intravenöse Gabe von Antiepileptica durchbrochen werden. Dies sollte unter EEG-Kontrolle geschehen, da das Sistieren der Anfälle nicht unbedingt mit einer Durchbrechung des cerebralen Erregungszustandes verbunden ist. Außer dem Diphenylhydantoin besitzen alle Medikamente einen hypnotischen und atemdepressiven Effekt, der die Hypoxie durch den Status epilepticus verstärkt, so daß eine Intubation und Beatmung frühzeitig notwendig wird.

Diphenylhydantoin (Phenhydan)
Zur Erreichung therapeutischer Blutspiegel sind Injektionen bis zu 1000 mg notwendig. Wegen der kardiotoxischen Wirkung muß die Injektion langsam und unter EKG-Kontrolle erfolgen.

Benzodiazepam (Valium)
Beim Versagen des Diphenylhydantoins ist dieses Medikament angezeigt, als Tagesdosis sind 100 mg und mehr notwendig. Wegen der atemdepressorischen Wirkung muß die Möglichkeit einer Intubation und Beatmung bestehen.

Clonazepam (Rivotril)
Kann alternativ zum Benodiazepam eingesetzt werden. Dosierung bis zu 12 mg täglich. Bei diesen Dosen sind die gleichen Wirkungen auf Bewußtsein und Atmung zu erwarten.

Phenobarbital (Luminal)
Sehr stark wirksames Antiepilepticum, welches in Tagesdosen von 1–2 g gegeben werden kann.

Die anfallsbedingte Hypoxie führt meist zur Ausbildung eines Hirnödems, welches für die Fortdauer des Status epilepticus verantwortlich sein kann. Aus diesem Grunde ist die hochdosierte Dexamethosongabe und ggf. eine Osmotherapie durchzuführen.

Myoklonien
Myoklonien sind kurze Muskelzuckungen, die meist bei diffusen cerebralen Erkrankungen im Coma zu finden sind. Häufigste Ursache sind cerebrale Hypoxien nach Reanimation. Die Zuckungen können einzelne Muskeln betreffen oder mehrere Muskeln aller Extremitäten. Im ersten Fall sind die klinischen Erscheinungen diskret und können der Beobachtung entgehen. Im zweiten Falle kommt es zu heftigen ruckarti-

gen Bewegungen. Neben spontan auftretenden Myoklonien ist eine Provokation durch Schmerzreize geläufig. Treten nach Rückbildung des Komazustandes die Myoklonien bei Willkürbewegungen des Patienten auf, so spricht man vom Aktionsmyoklonus.

4.7. Querschnittssyndrome des Rückenmarks

Ursache und Pathologie. Jeder Prozeß, der das Rückenmark beeinflußt, führt zu einer Störung des Bahnensystems, so daß unterhalb eines bestimmten Niveaus ein Funktionsausfall entsteht. Die Schädigung der Pyramidenbahn führt zur Querschnittslähmung, die beim Betroffensein der Beine als Paraparese oder Paraplegie, beim Betroffensein aller Extremitäten als Tetraparese oder Tetraplegie bezeichnet wird. Die Schädigung der sensiblen Bahnen führt zum sensiblen Querschnittssyndrom, welches durch ein scharfes Niveau in Höhe der Läsion gekennzeichnet ist. Daneben kommt es zu Störungen der vegetativen Funktionen, bei denen die Blasenstörungen von größter Bedeutung sind. Beim kompletten Querschnittssyndrom sind alle Funktionen gestört, während beim inkompletten einzelne Funktionen noch vorhanden sind.

Ursachen:
Trauma, mit oder ohne Wirbelfraktur
Myelitis (Entzündung des Rückenmarks)
Tumor (innerhalb des Rückenmarks wachsend
        oder von außen komprimierend)
Durchblutungsstörung.

Symptome und Diagnostik. Unabhängig von der Ätiologie kommt es bei plötzlicher Ausbildung der Querschnittssymptomatik trotz Pyramidenbahnschädigung initial zu einer schlaffen Lähmung der Extremitäten (spinaler Schock). Im Verlaufe von Tagen bis Wochen treten die typischen Zeichen der spastischen Tonuserhöhung und Reflexsteigerung auf. Trotz kompletter Lähmung (Plegie) kann es zu unwillkürlichen Bewegungen mit Beugung der Beine kommen

(spinale Automatismen). Sie sind Ausdruck der vorhandenen Reflexfunktionen des Rückenmarks unterhalb der Schädigungsstelle und werden wegen der Unbeeinflußbarkeit und Schmerzhaftigkeit vom Patienten als unangenehm empfunden. Oft lassen sie sich durch einfache sensible Reize (Streicheln der Haut) auslösen. Der Sensibilitätsausfall betrifft meist alle Qualitäten, bisweilen sind jedoch nur die Schmerz- und Berührungsempfindungen gestört (dissoziierte Sensibilitätsstörung). Der Beginn der Sensibilitätsstörung zeigt in der Regel ein scharfes Niveau.
Jede Rückenmarksschädigung oberhalb des Sacralmarks geht mit einer Blasenlähmung einher. Anfangs besteht eine schlaffe atonische Blase, die nicht entleert werden kann. Im Laufe der Zeit bildet sich eine reflektorische Blase aus, bei der über Reflexmechanismen (Bestreichen der Bauchhaut) eine begrenzte Entleerung möglich ist, meist bleibt jedoch eine Restharnmenge bestehen. Bei Prozessen im oberen Halsmark kann die Atemmuskulatur betroffen sein, so daß es trotz intaktem Atemzentrum zu einer lebensbedrohlichen Ateminsuffizienz kommt. Daneben kann im Übergangsbereich zur Medulla oblongata auch das Atemzentrum selbst gestört sein, so daß es zu einem plötzlichen zentralen Atemstillstand kommen kann. Die Störung der sympathischen Rückenmarksbahnen führt meist zu Durchblutungsstörungen der Haut und Schweißstörungen, so daß sich leicht trophische Ulcera ausbilden.
Eine Querschnittssymptomatik erfordert zunächst die Abklärung der Ursache. Hierzu dienen Liquoruntersuchungen (Pleocytose, Liquoreiweißerhöhung), Röntgenaufnahmen der Wirbelsäule und Myelographie.

Therapie. Die kausale Behandlung richtet sich nach dem zugrundeliegenden Prozeß. Tumoröse Prozesse und bestimmte entzündliche Prozesse (z. B. Tuberkulose) können einer speziellen Therapie zugeführt werden, bei den meisten Krankheitsprozessen (Traumen, Myelitis und Durchblutungsstörungen) ist dies jedoch nicht möglich, so daß die spontane Rückbildung abgewartet werden muß und damit die pflegerischen Maßnahmen ganz in den Vordergrund treten.

Besonderheiten der Pflege. Intensivmaßnahmen werden erforderlich, wenn es sich um hohe Querschnittslähmungen mit Ateminsuffizienz oder Mitbeteiligung des verlängerten Markes handelt.

Die Lagerung des Patienten erfordert – insbesondere im initialen Stadium der schlaffen Lähmung – besondere Sorgfalt, da durch fehlende Sensibilität leicht Druckgeschwüre entstehen. Begünstigend wirken hierbei trophische Störungen der Haut und Zirkulationsstörungen. Aus diesem Grunde sind i. m. Injektionen mit besonderer Sorgfalt durchzuführen.

Im Stadium der spastischen Tonuserhöhung drohen den Patienten schmerzhafte Beugekontrakturen. Diese können nur durch regelmäßige frühzeitige Krankengymnastik – unterstützt durch die Anwendung mukelrelaxierender Medikamente (Lioresal, Dantamacrin) – verhindert werden. Kommt es durch unsachgemäße Behandlung zu einer Versteifung der Gelenke, so kann hierdurch die gesamte Rehabilitation des Patients zunichte gemacht werden.

Die initiale schlaffe atonische Blase muß durch mehrmaligen täglichen Katheterismus entleert werden. Wegen der hohen Infektionsgefahr (Urosepsis) ist strengste Sterilität notwendig. Aus gleichen Gründen verbietet sich auch ein Dauerkatheter, zumal die Gefahr der Blasenschrumpfung besteht. Bewährt hat sich in der Initialphase auch eine Urinableitung über eine suprapubische Blasenpunktion, durch die der Urin intermittierend abgelassen werden kann. Im folgenden Stadium der reflektorischen Blasenlähmung sollte ein frühzeitiges Blasentraining beginnen, bei dem der Patient angeleitet wird durch Reflexmechanismen (Beklopfen des Bauches) eine unwillkürliche Blasenentleerung hervorzurufen. Hierdurch wird ihm ein großes Ausmaß an Unabhängigkeit vom Pflegepersonal gegeben. Anfangs ist die Restharnmenge oft noch sehr hoch, so daß begleitend ein Katheterismus nach jeder reflektorischen Blasenentleerung erfolgen muß.

Neben der somatischen Therapie erfordert die psychische Betreuung solcher Patienten ein besonderes Einfühlungsvermögen. Es handelt sich in der Regel um jüngere Patienten, die der besonderen Belastung des drohenden Rollstuhllebens ausgesetzt sind und somit einer völligen Entwurzelung im familiären und sozialen Leben gegenüberstehen. Daneben ist zu berücksichtigen, daß die männlichen Patienten mit einem plötzlichen Verlust der Sexualfunktion konfrontiert sind. Eine ausreichende Rehabilitation ist in der Regel deshalb nur in speziellen Zentren für Querschnittsgelähmte möglich.

Merke. Die Pflege des querschnittsgelähmten Patienten ist von größter Bedeutung, da die Rückbildungstendenz einer Rückenmarksschädigung zu Beginn meist nicht beurteilt werden kann und sich über Monate bis Jahre erstrecken kann. Eine unsachgemäße Pflege mit Auftreten von Komplikationen kann somit eine an sich gute Prognose der Erkrankung und die Möglichkeit der späteren Rehabilitation gefährden.

4.8. Polyradiculitis (Guillain-Barré-Syndrom)

Ursache und Pathologie. Hierbei handelt es sich um eine entzündliche Affektion der Nervenwurzeln, so daß radikuläre motorische und sensible Symptome auftreten. Die Ursache der Erkrankung ist häufig unbekannt, es werden Virusinfektionen und Autoaggressionserkrankungen diskutiert, daneben finden sich Übergänge zu den Polyneuropathien (s. u.).

Symptome und Diagnostik. Klinisch beginnt das Krankheitsbild meist mit Mißempfindungen und Schwäche in den unteren Abschnitten der Extremitäten. Diese Störungen nehmen an Intensität zu und greifen auf obere Abschnitte über, so daß eine aufsteigende Tetraplegie entsteht (Landry-Paralyse). Bei ausgeprägten Lähmungsbildern wird die Muskulatur des Stammes mit eingeschlossen, und es kommt zur Ateminsuffizienz. Mitbeteiligungen des Gehirns finden sich oft in Form von EEG-Veränderungen und psychopathologischen Auffälligkeiten, ohne daß es jedoch zu einer Bewußtseinstrübung kommt, so daß der Patient die Bedrohlichkeit der Erkrankung voll erlebt. Neben den neurologischen Störungen kommt es bei rasantem Verlauf zu mannigfachen internistischen Komplikationen, von denen Hypertonie, Hypotonie, Rhythmusstörungen des Herzens und Niereninsuffizienz die wichtigsten sind. Diagnostisch wegweisend ist der typische Liquorbefund mit massiver Eiweißerhöhung bis zu mehreren 100 mg% bei fehlender oder nur geringer Pleocytose.

Therapie. Eine kausale Therapie der Polyradiculitis ist nicht bekannt. Über die Gabe von Gammaglobulin und Cortison bestehen unterschiedliche Auffassungen. Im Vordergrund steht die symptomatische Behandlung der Komplikationen, so daß bei ausgeprägten Lähmungen mit Ateminsuffizienz eine Therapie mit Intubation und Beatmung auf der Intensivstation unumgänglich ist. Unter der Vorstellung, daß zirkulierende Antikörper für die Entstehung der Polyradiculitis verantwortlich sind, wird in neuester Zeit bei frischen Erkrankungsfällen ein Plasmaaustausch (Plasmapherese) versucht. Sichere Ergebnisse über die Effektivität dieser kostenintensiven Behandlungsmethode sind noch nicht bekannt.

Besonderheiten der Pflege. Es muß ausdrücklich betont werden, daß die Polyradiculitis eine meist gutartige Erkrankung ist, die eine ausgeprägte Rückbildungstendenz zeigt. Die Phase der notwendigen Beatmung und der Prozeß der Heilung erstreckt sich jedoch oft über Wochen bis zu mehreren Monaten, so daß den pflegerischen Maßnahmen der größte Anteil am Ergebnis der Restitution zugute kommt. Wie bei den Querschnittssyndromen sind die Patienten durch Druckulcera der gelähmten und gefühllosen Extremitäten bedroht. Neben den trophischen Störungen als Ursache sind die raschen Muskelatrophien (periphere Paresen) Hauptursache. Die notwendige Lagerung des Patienten wird oft durch die extreme Schmerzhaftigkeit der Nervenstämme erschwert; bisweilen entsteht hierdurch der Verdacht eines querulatorischen Verhaltens des Patienten, wenn er immer wieder nach neuen Lagerungspositionen verlangt. Intensive Krankengymnastik verhindert die Kontraktionsgefahr und aktives Vorgehen im Rückbildungsstadium forciert den Reinnervationsprozeß. Eine Elektrotherapie der peripheren Paresen ist im Hinblick

auf die Ausdehnung der Lähmungen und den langen Verlauf der Erkrankungen meist sinnlos, da sie die Atrophien nicht verhindern kann. Schon vor Erreichen einer für die Atmung kritischen Vitalkapazität führen die Lähmungen zu unzureichendem Abhusten des Bronchialsekrets und der Gefahr einer Pneumonie. Allein deshalb ist oft frühzeitige Intubation zur Bronchialtoilette unumgänglich. Diese Maßnahme erfordert eine entsprechende Sedierung des bis dahin nicht bewußtseinsgetrübten Patienten. Durch Mitbeteiligung der Sacralwurzeln kommt es bisweilen zu einer Blasenlähmung, die wie bei der Querschnittslähmung einen Katheterismus erforderlich macht. In der Rückbildungsphase stehen der forcierten Mobilisierung des Patienten oft hartnäckige orthostatische Kreislaufregulationsstörungen entgegen. Aus diesem Grunde erweist es sich als sinnvoll, schon in der Akutphase den Patienten zum Kreislauftraining am Stehbrett aufzurichten. An das Pflegepersonal werden durch die Betreuung über Wochen bis Monate auf einer Intensivstation auch hinsichtlich der psychischen Führung hohe Ansprüche gestellt, da der Patient oft ungeduldig und mürrisch erscheint und sich dadurch von den sonstigen nur kurzfristig betreuten oder komatösen Patienten unterscheidet.

4.9. Polyneuropathien

Ursache und Pathologie. Durch mannigfaltige Ursachen kann es zu Funktionsstörungen im Bereich der Endäste der peripheren Nerven kommen. Die Polyneuropathien sind somit durch periphere Paresen mit Muskelatrophien und Sensibilitätsstörungen in den Extremitäten gekennzeichnet, wobei die verschiedenen Qualitäten unterschiedlich stark betroffen sein können. Je nach Ursache der Erkrankung verläuft das klinische Bild entweder als akute Krankheit mit anschließender Heilung oder als chronischer Prozeß mit zunehmenden Störungen. Ursächlich handelt es sich meist um eine allgemeine Erkrankung des Körpers, die als Begleiteffekt den peripheren Nerven mitbefällt; nur in den seltensten Fällen handelt es sich um einen direkten entzündlichen Prozeß am Nerven, so daß der Begriff Polyneuritis falsch gebraucht ist.

Ursachen:
Diabetes mellitus, Urämie, Porphyrie, Vitaminmangel B_1 und B_{12}, chronischer Alkoholismus, Leberschäden, Dysproteinämien.
Mangel- und Fehlernährung, Kachexie, paraneoplastische Syndrome.
Panarteriitis nodosa, Lupus erythematodes, Endangitis obliterans, rheumatoide Arthritis.
Intoxikationen: Blei, Thallium, Arsen, Schwefelkohlenstoff, Triorthokresylphosphat.
Medikamente: INH, Furadantin, Cytostatica.

Symptome und Diagnostik. Das klinische Bild ist durch diffuse distal betonte, symmetrische oder asymmetrische Paresen mit Muskelatrophien und strumpf- bzw. handschuhförmigen Sensibilitätsstörungen gekennzeichnet. Initial sind meist die Beine betroffen, so daß der Patient über Schwäche und Unsicherheit beim Gehen klagt. Nachfolgend werden oft die Arme mitergriffen, wodurch es zu einer deutlichen Störung der Feinmotorik kommt. Neben den Sensibilitätsausfällen stehen oft sensible Reizerscheinungen in Form von Kribbelparästhesien, Schnürgefühl, Schwereempfindungen und Überempfindlichkeit gegen Schmerzen im Vordergrund.
Die Diagnose der Polyneuropathie kann bei entsprechendem klinischem Bild durch den Nachweis der Muskelfunktionsstörung im Elektromyogramm und den Nachweis einer verzögerten Erregungsleitung des Nerven im Elektroneurogramm gesichert werden. Die ursächliche Diagnostik erfordert meist eine breite internistische Abklärung der o. g. Ursachen. Ein Großteil der Polyneuropathien bleibt jedoch trotz aller Bemühungen ätiologisch ungeklärt.

Behandlung. Die ursächliche Therapie der Polyneuropathie richtet sich nach dem zugrundeliegenden Leiden (Diabeteseinstellung, Alkoholkarenz, Cortisontherapie bei Kollagenosen, Entgiftung).

Besonderheiten der Pflege. Durch die häufige Ursache einer internistischen Grunderkrankung ist auch das Krankenpflegepersonal einer internen Station mit dem Krankheitsbild konfrontiert. Da häufig der spontane Heilungsverlauf abgewartet werden muß, gewinnt die sorgfältige pflegerische Betreuung des Patienten an Bedeutung. Im Vordergrund steht die Lagerung der gelähmten Extremität zur Verhinderung von Kontrakturen und Ulcerationen, die insbesondere durch die Sensibilitätsstörungen bedingt sind. Eine intensive aktive und passive krankengymnastische Behandlung kann Kontrakturen verhindern, das Ausmaß der Muskelatrophien begrenzen und den Reinnervationsprozeß beschleunigen. Frühzeitig muß der Patient aus dem Bett mobilisiert werden und ggf. durch Gehwagen oder orthopädische Maßnahmen (z. B. Peronaeusschuh) zum selbständigen Gehen angeregt werden, nicht zuletzt um Thrombosen und die Pneumoniegefahr zu vermindern. Bei Störungen der Handmuskulatur ist eine Hilfe beim Essen und Ankleiden nicht zu umgehen, jedoch sollte auch hier durch frühzeitige aktive Gymnastik (Gummiball) die Feinmotorik und Kraft geschult werden. Da in der Regel keine komplette Lähmung der Muskeln vorliegt, ist eine Elektrotherapie nicht indiziert. Stehen sensible Reizerscheinungen oder Schmerzhaftigkeit der Nerven im Vordergrund, muß durch häufige Lagerung, unterstützt durch sedierende und schmerzlindernde Medikamente, eine erträgliche Situation geschaffen werden. Auf eine kalorienreiche und eiweißreiche Ernährung ist wie bei allen Erkrankungen des zentralen und peripheren Nervensystems zu achten.

4.10. Periphere Nervenschäden

Lokalisierte Prozesse sind in der Lage umschriebene Nervenschädigungen hervorzurufen, so daß im klinischen Bild ein mehr oder minder vollständiger Ausfall der durch den Nerven versorgten sensiblen und motorischen Funktionen entsteht. Die exakte klinische Analyse ermöglicht Rückschlüsse auf den Ort der Schädigung.

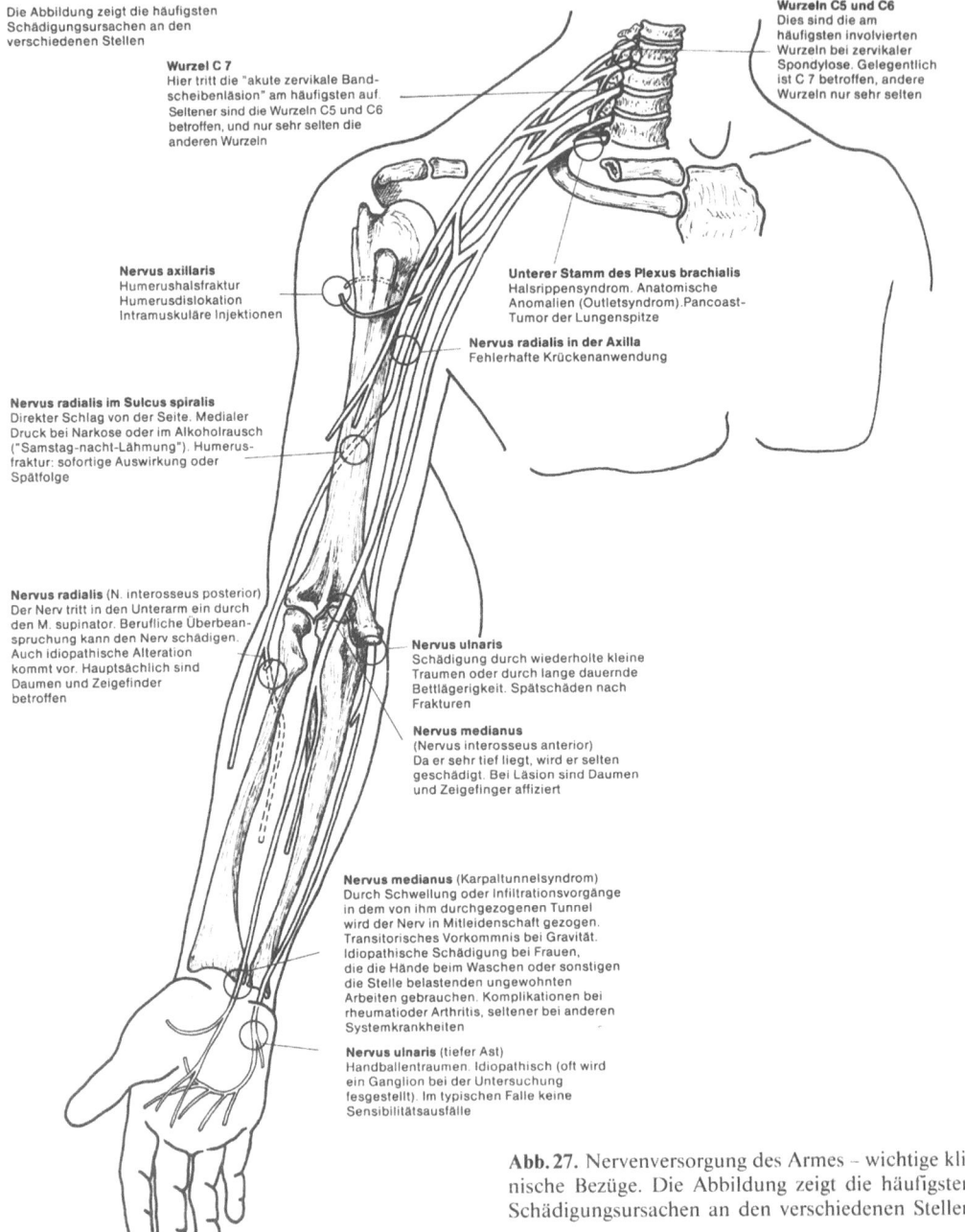

Die Abbildung zeigt die häufigsten Schädigungsursachen an den verschiedenen Stellen

Wurzel C 7
Hier tritt die "akute zervikale Band-scheibenläsion" am häufigsten auf. Seltener sind die Wurzeln C5 und C6 betroffen, und nur sehr selten die anderen Wurzeln

Wurzeln C5 und C6
Dies sind die am häufigsten involvierten Wurzeln bei zervikaler Spondylose. Gelegentlich ist C 7 betroffen, andere Wurzeln nur sehr selten

Nervus axillaris
Humerushalsfraktur
Humerusdislokation
Intramuskuläre Injektionen

Unterer Stamm des Plexus brachialis
Halsrippensyndrom. Anatomische Anomalien (Outletsyndrom).Pancoast-Tumor der Lungenspitze

Nervus radialis in der Axilla
Fehlerhafte Krückenanwendung

Nervus radialis im Sulcus spiralis
Direkter Schlag von der Seite. Medialer Druck bei Narkose oder im Alkoholrausch ("Samstag-nacht-Lähmung"). Humerus-fraktur: sofortige Auswirkung oder Spätfolge

Nervus radialis (N. interosseus posterior)
Der Nerv tritt in den Unterarm ein durch den M. supinator. Berufliche Überbean-spruchung kann den Nerv schädigen. Auch idiopathische Alteration kommt vor. Hauptsächlich sind Daumen und Zeigefinder betroffen

Nervus ulnaris
Schädigung durch wiederholte kleine Traumen oder durch lange dauernde Bettlägerigkeit. Spätschäden nach Frakturen

Nervus medianus
(Nervus interosseus anterior)
Da er sehr tief liegt, wird er selten geschädigt. Bei Läsion sind Daumen und Zeigefinger affiziert

Nervus medianus (Karpaltunnelsyndrom)
Durch Schwellung oder Infiltrationsvorgänge in dem von ihm durchgezogenen Tunnel wird der Nerv in Mitleidenschaft gezogen. Transitorisches Vorkommnis bei Gravität. Idiopathische Schädigung bei Frauen, die die Hände beim Waschen oder sonstigen die Stelle belastenden ungewohnten Arbeiten gebrauchen. Komplikationen bei rheumatioder Arthritis, seltener bei anderen Systemkrankheiten

Nervus ulnaris (tiefer Ast)
Handballentraumen. Idiopathisch (oft wird ein Ganglion bei der Untersuchung fesgestellt). Im typischen Falle keine Sensibilitätsausfälle

Abb. 27. Nervenversorgung des Armes – wichtige klinische Bezüge. Die Abbildung zeigt die häufigsten Schädigungsursachen an den verschiedenen Stellen

Die zusätzliche Diagnostik mit Elektromyographie und Elektroneurographie erhöht die Genauigkeit der Lokalisation des Schadens und ermöglicht den Nachweis, ob es sich um eine komplette (irreversible) oder inkomplette (re-versible) Schädigung des Nerven handelt. Ist der Nerv vollständig durchtrennt (traumatische Durchtrennung) so kann nur durch eine Nervennaht oder eine Nerventransplantation eine Reinnervation erfolgen. Handelt es sich um eine komplette Schädigung durch Druck (Hämatome, Zug bei der Operation), so erfolgt eine Neurolyse (Freilegung und Dekompression des Nerven). Im Falle einer inkompletten Schädigung kann unter konservativer Therapie der Reinnervationsprozeß abgewartet werden. Im Falle einer Funktionsunterbrechung des Nerven (Neurapraxie) kehrt die Funktion innerhalb kurzer Zeit wieder zurück. In anderen Fällen, auch nach operativ versorgter Nervenverletzung, dauert der Reinnervationsprozeß Monate, da der Nerv eine Wachstumstendenz von 1 mm pro Tag zeigt.

Hierzu sind entsprechende krankengymnastische Maßnahmen, Lagerung und ggf. Elektrotherapie notwendig. Handelt es sich nicht um eine Nervendurchtrennung, so wird in der Regel mit einer konservativen Behandlung begonnen. Zeigt sich keine Tendenz zur Reinnervation, so muß auch in diesen Fällen der Nerv freigelegt und durch Nervennaht versorgt werden. In der Regel wird das intensivmedizinisch tätige Pflegepersonal nicht mit primären Nervenschäden (z.B. traumatische Schäden) befaßt sein, doch kann es im Verlaufe der Intensivtherapie wegen anderweitiger Erkrankungen zu iatrogenen Nervenschäden kommen.

4.10.1. Nerven der oberen Extremität (Abb. 27)

4.10.1.1. Nervus radialis

Im Bereich des Oberarms verläuft dieser Nerv direkt dem Knochen anliegend, so daß er bei Frakturen des Oberarms geschädigt werden kann. Hier ist er auch Druckschädigungen ausgesetzt, die häufig im Schlaf entstehen (Parkbanklähmung). Klinisches Leitsymptom ist die Fallhand, durch Ausfall der Unterarmstrecker.

4.10.1.2. Nervus medianus

Druckschäden des Nerven kommen am Oberarm gelegentlich bei operativen Eingriffen in Blutleere (Staubinde) vor. Es entsteht das Bild der Schwurhand. Häufiger sind Medianusschädigungen am Handgelenk, entweder als selbständiges Kompressionssyndrom (Carpaltun-

nelsyndrom) oder nach Verletzungen (z. B. Suicidversuch). Hierbei findet sich nur eine Funktionsstörung der kleinen Handmuskeln.

4.10.1.3. Nervus ulnaris

Im Bereich des medialen Epicondylus des Oberarms (Musikantenknochen) ist dieser Nerv besonders gegen Drucklähmungen gefährdet. Lagerungen der Innenseite des Ellenbogens auf einer harten Unterlage, Aufstützen auf den Ellenbogen (meist auf der Seite des Nachttisches) oder extreme Beugung im Ellenbogen können zu entsprechenden Lähmungen führen, bei denen durch Schädigung der kleinen Handmuskeln eine Krallenhand entsteht. Das Auftreten von Nervenschäden im Ellenbogenbereich ist durch die exponierte Lage des Nerven weitgehend unabhängig vom Ernährungszustand des Patienten und kann nur durch regelmäßige Entlastung und häufigen Lagerungswechsel verhindert werden.

4.10.2. Nerven der unteren Extremität (Abb. 28, 29)

4.10.2.1. Nervus femoralis

In der Leistenbeuge kann der Nerv beim Durchtritt unter dem Leistenband geschädigt werden. Zwar liegt er deutlich lateral von der Arterie, doch kann er bei unsachgemäßer arterieller Blutentnahme getroffen werden, was bei einem komatösen Patienten meist nicht bemerkt wird. Hämatome im Bereich des Psoas können ebenfalls eine Femoralisschädigung hervorrufen. Leitsymptom ist die Unfähigkeit des Patienten, das Knie zu strecken.

4.10.2.2. Nervus ischiadicus und Nervus peronaeus

Es handelt sich um den kräftigsten aller Nerven, der entsprechend seinem langen Verlauf in verschiedenen Höhen geschädigt werden kann. Die wichtigste Ursache im Hüftbereich ist die Spritzenlähmung, die mit Sicherheit nur verhindert werden kann, wenn die Injektion im oberen äußeren Quadranten mit senkrechter Nadel-

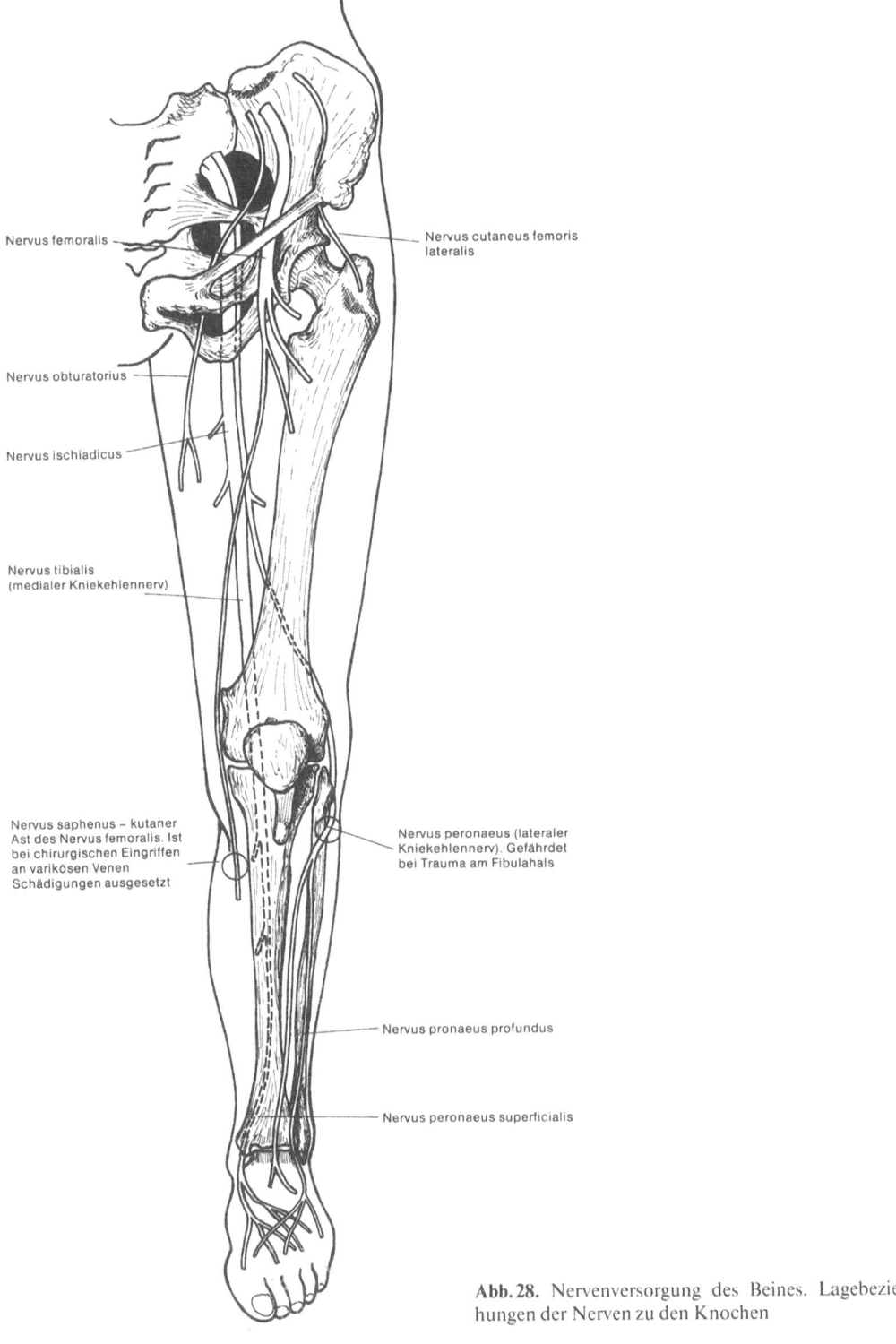

Nervus femoralis

Nervus cutaneus femoris lateralis

Nervus obturatorius

Nervus ischiadicus

Nervus tibialis (medialer Kniekehlennerv)

Nervus saphenus – kutaner Ast des Nervus femoralis. Ist bei chirurgischen Eingriffen an variкösen Venen Schädigungen ausgesetzt

Nervus peronaeus (lateraler Kniekehlennerv). Gefährdet bei Trauma am Fibulahals

Nervus pronaeus profundus

Nervus peronaeus superficialis

Abb. 28. Nervenversorgung des Beines. Lagebeziehungen der Nerven zu den Knochen

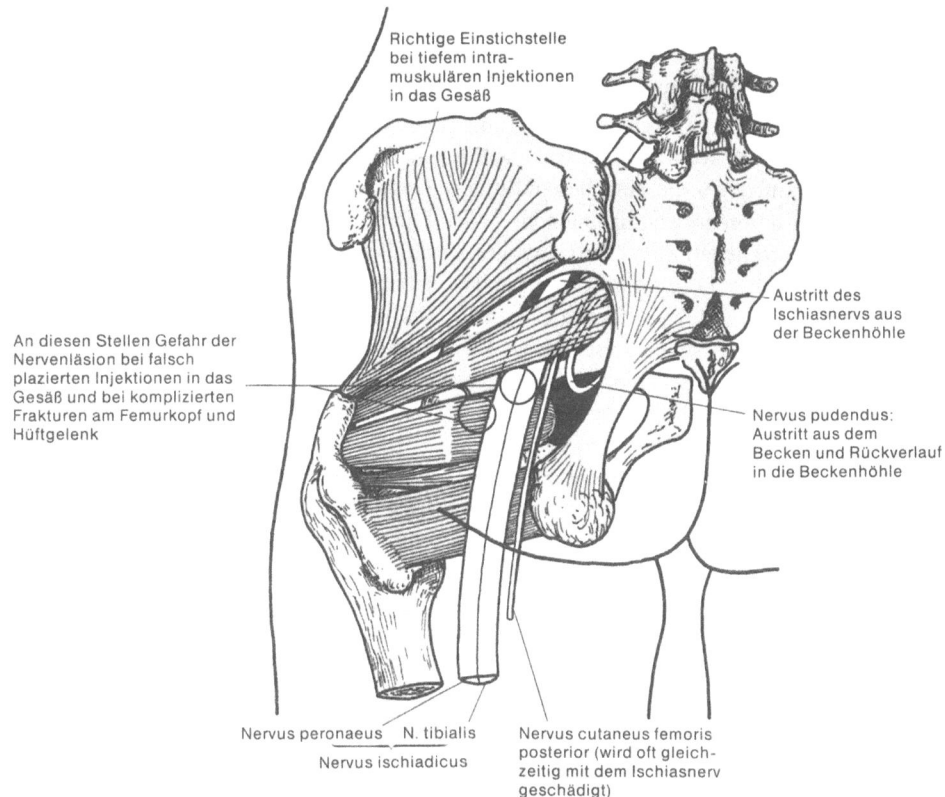

Richtige Einstichstelle
bei tiefem intra-
muskulären Injektionen
in das Gesäß

An diesen Stellen Gefahr der
Nervenläsion bei falsch
plazierten Injektionen in das
Gesäß und bei komplizierten
Frakturen am Femurkopf und
Hüftgelenk

Austritt des
Ischiasnervs aus
der Beckenhöhle

Nervus pudendus:
Austritt aus dem
Becken und Rückverlauf
in die Beckenhöhle

Nervus peronaeus   N. tibialis
Nervus ischiadicus

Nervus cutaneus femoris
posterior (wird oft gleichzeitig mit dem Ischiasnerv
geschädigt)

Abb. 29. Dorsale Ansicht des Beckens mit den zum posterioren Teil des Beins ziehenden Nerven

richtung erfolgt. Unabhängig von der Art des injizierten Medikaments kommt es hierbei zu plötzlich auftretenden Schmerzen und Lähmungen, entweder unmittelbar im Anschluß an die Injektion oder Minuten bis Stunden später. Häufig ist nur der Peronaeusanteil betroffen, so daß es zu einer Fußheberschwäche kommt.

Der Nervus peronaeus als Teilast des Nervus ischiadicus ist durch seinen Verlauf um das Fibulaköpfchen besonders gegen Druckschäden gefährdet. Insbesondere bei kachektischen Patienten können unsachgemäße Lagerung, zu stramme Unterschenkelverbände und Druckwirkung durch Schienen eine Nervenschädigung bewirken. Folge ist eine Fußheberlähmung und Taubheit am Fußrücken, so daß der Patient einen Spitzfuß entwickelt.

Kenntnis und Prophylaxe dieser möglichen Nervenschädigungen sind für das Krankenpflegepersonal auf Intensivstationen von besonderer Bedeutung, da bei komatösen Patienten

Frühsymptome einer Schädigung nicht vorhanden sind und das Vollbild oft erst bei zufälliger neurologischer Untersuchung oder nach dem Erwachen des Patienten festgestellt wird, zu einem Zeitpunkt, wo oft schon irreversible Störungen vorliegen.

4.11. Endplattenerkrankungen

4.11.1. Myasthenia gravis

Ursache und Pathologie. Durch eine autoimmunologische Schädigung der Acetylcholinreceptoren der postsynaptischen Membran an der motorischen Endplatte entsteht das Bild der Myasthenie. Der Autoimmunprozeß steht meist in Zusammenhang mit einer Thymushyperplasie oder einem Thymom.

Symptome und Diagnostik. Im Vordergrund stehen belastungsabhängige Lähmungen bestimmter Muskelgruppen, bisweilen auch eine generalisierte Schwäche. Durch Mitbeteiligung der Atemmuskulatur können lebensbedrohliche Hypoxien auftreten, die eine Behandlung auf der Intensivstation notwendig machen.

Die Diagnose wird neben dem elektromyographischen Befund durch die intravenöse Applikation von Tensilon gestellt, wodurch es zu einer raschen und kurzfristigen Beseitigung der Lähmungen kommt. Da es sich bei diesem Medikament um einen Cholinesterasehemmer handelt, können schwere kardiale Nebenwirkungen auftreten, die nur durch die sofortige Atropin-Injektion beherrscht werden können.

Therapie. Die Dauertherapie der Myasthenie erfolgt mit langwirksamen Cholinesterasehemmern (Prostigmin, Mestinon, Mytelase). Hierunter kommt es meist zu einem befriedigenden Verschwinden der Lähmungserscheinungen. Zur ursächlichen Behandlung des Autoimmunprozesses sind eine Thymusexstirpation und eine immunsuppressive Therapie angezeigt. Von besonderer Bedeutung ist die extreme Empfindlichkeit der Myastheniepatienten gegenüber Muskelrelaxantien, zu denen auch die Tranquillantien (z. B. Valium) zu rechnen sind.

Komplikationen. Bei der Myasthenie kann es zu zwei lebensbedrohlichen Krisen kommen, die beide durch rasch zunehmende Lähmungen und schließlich den Tod infolge Atemlähmung gekennzeichnet sind. Ursächlich kommen hierfür zwei entgegengesetzte Mechanismen in Frage, die somit eine unterschiedliche Therapie erfordern. Diese Krisen treten oft nach operativen Eingriffen (Thymusexstirpation) auf, so daß auch das Intensivpflegepersonal damit konfrontiert ist.

4.11.1.1. Myasthene Krise
Durch einen Mangel an Cholinesterasehemmern (zu niedrige Dosierung) kommt es zu einer raschen Zunahme der Lähmungen mit entsprechender Schluckstörung und Ateminsuffizienz. Therapeutisch ist hierbei eine sofortige Erhöhung der Cholinesterasehemmer notwendig.

4.11.1.2. Cholinerge Krise
Bei einer Überdosierung der Cholinesterasehemmer kommt es zu einer ungehemmten Acetylcholinwirkung an allen cholinergen Synapsen. Klinisch findet sich hierbei zunächst eine Daueraktivität des Muskels (Fasciculationen). Die Dauerdepolarisation führt jedoch bald ähnlich der myasthenen Krise zu zunehmenden lebensbedrohlichen Lähmungen. Die Differentialdiagnose gegenüber der myasthenen Krise kann durch die Beachtung der Acetylcholinwirkung im Bereich des Parasympathicus gestellt werden. Es finden sich enge Pupillen, erhöhter Speichelfluß, vermehrte Bronchialsekretion, Bronchokonstriktion und Durchfälle. Als zentrale Effekte sind Verwirrtheitszustände, Bewußtseinstrübungen und Atemstillstand bekannt.

Therapeutisch müssen bei der cholinergen Krise die Medikamente reduziert werden; mit einem Wirkungseintritt dieser Maßnahmen ist jedoch erst nach Stunden zu rechnen, so daß die oft lebensbedrohliche Ateminsuffizienz nur durch künstliche Beatmung behoben werden kann. Verstärkte parasympathische Wirkung kann durch Atropin neutralisiert werden; im Hinblick auf die Beatmung sollten jedoch die verstärkte Bronchialsekretion und die Bronchokonstriktion beachtet werden.

Besonderheiten der Pflege. Es ist seit langem bekannt, daß bei Myastheniepatienten psychische Faktoren den Verlauf der organischen Erkrankung wesentlich beeinflussen und die Komplikationen hierdurch oft dramatisiert werden. Bei der Betreuung solcher Patienten sollte deshalb auf eine besondere psychische Führung geachtet werden und ein intensiver Kontakt zum Pflegepersonal und dem Arzt hergestellt werden. Insbesondere auf Intensivstationen ist darauf zu achten, den nicht bewußtseinsgetrübten Patienten das Gefühl der Sicherheit und des Verständnisses zu geben, wozu auch eine gewisse Konstanz der Pflegekräfte gehört.

4.11.2. Sonstige Endplattenerkrankungen

Erkrankungen der Endplatte ähnlich der Myasthenie finden sich auch bei Carcinompatienten (Eaton-Lambert-Syndrom) und im Gefolge medikamentöser Nebenwirkungen. Zu erwähnen ist auch, daß das Bild der Alkylphosphatintoxikation mit dem Bild der cholinergen Krise identisch ist.

4.12. Muskelerkrankungen

4.12.1. Polymyositis, Dermatomyositis

Ursache und Pathologie. Bei der Polymyositis handelt es sich um eine Autoimmunerkrankung der Muskulatur, die über entzündliche Veränderungen zum Leitsymptom der schmerzhaften Muskelschwäche führt. Finden sich gleichzeitig Veränderungen an der Haut, so spricht man von einer Dermatomyositis.

Symptome und Diagnostik. Das klinische Bild ist von langsam zunehmenden Muskelschwächen, Schmerzhaftigkeit der Muskulatur und rezidivierenden Fieberschüben gekennzeichnet. Der Verlauf der Erkrankung ist sowohl im Hinblick auf die Schwere der Lähmungen, als auch auf die zeitliche Dauer sehr unterschiedlich. Die Diagnose wird neben dem elektromyographischen Befund durch die Muskelbiopsie gestellt, daneben finden sich meist eine Erhöhung der Muskelenzyme und allgemeine Entzündungszeichen im Serum.

Behandlung. Die medikamentöse Therapie besteht in der Verabreichung von Corticosteroiden, die oft in sehr hoher Dosierung gegeben werden müssen.

Besonderheiten der Pflege. Je nach Ausmaß der Lähmungen gelten die gleichen Maßnahmen wie bei den Polyneuropathien und der Polyradiculitis. Die krankengymnastische Therapie muß jedoch besonders vorsichtig durchgeführt werden, da jede Überanstrengung der Muskulatur zu einem weitergehenden Zerfall der Muskelfasern führen kann. Beim Betroffensein der rumpfnahen Muskeln ist sorgfältig auf Atmung und Bronchialtoilette zu achten, um nicht durch Übersehen der Komplikationen die an sich gute Prognose der Erkrankung zu trüben.

4.12.2. Muskelerkrankungen anderer Genese

Muskelschwächen können im Verlauf verschiedener internistischer Erkrankungen auftreten. Hierzu gehören vor allem die Lähmungen durch Kaliummangel. Neben einem eigenständigen neurologischen Krankheitsbild (hypokaliämische Lähmung) spielt vor allem der symptomatische Kaliumverlust durch exzessive Diureticatherapie, Durchfälle, Laxantienmißbrauch und Nebennierenrindenüberfunktion (Conn-Syndrom) eine Rolle. Diagnostisch sind der niedrige Kaliumwert im Serum und entsprechende EKG-Veränderungen richtungsweisend. Therapeutisch wird Kalium in hohen Dosen zugeführt und die auslösenden Ursachen ausgeschaltet. Wegen der Herzwirksamkeit des Kaliums ist besondere Vorsicht geboten. Daneben gibt es eine familiäre hyperkaliämische Lähmung. Von Bedeutung ist, daß in diesen Fällen nur eine Senkung des Kaliumspiegels die Lähmungen beseitigt, ein weiteres Zuführen von Kalium zu lebensbedrohlichen kardialen Schädigungen führt.

Geläufig sind auch Muskelerkrankungen im Verlaufe endokriner Störungen. Hierzu gehören die Hyperthyreose, die Hypothyreose, das Cushing-Syndrom und der Hyperparathyreoidismus. Die Symptomatik beginnt hier meist langsam, im Vordergrund steht die Grunderkrankung. Ebenfalls als Begleitsymptomatik können Muskelsymptome bei der Sarkoidose, der Wegner-Granulomatose, dem Lupus erythematodes, beim chronischen Alkoholismus und bei Malignomen auftreten.

4.13. Encephalopathien bei primär metabolischen Erkrankungen

Unter Encephalopathien verstehen wir eine Miterkrankung des Gehirns im Rahmen anderer Körpererkrankungen. Eine große Zahl internistischer Krankheiten geht mit solchen Affektionen des Gehirns einher. Das klinische Bild ist unabhängig von der Ätiologie durch Bewußtseinstrübungen, Verwirrtheitszustände, Ge-

dächtnisstörungen, wechselnde neurologische
Ausfälle und epileptische Krämpfe gekennzeichnet.

Ursachen:
Hypoglykämie, Hyperglykämie
Leberererkrankungen (portocavale Encephalo-
pathie)
Pankreaserkrankungen, Niereninsuffizienz
(Dialysetherapie)
exzessive Hypertonie, Herzinsuffizienz, An-
ämie
endokrine Störungen
Elektrolytstoffwechselstörungen (insbesondere
Natrium und Calcium).

Von besonderer Bedeutung ist die Hypoglykämie im Rahmen des Diabetes mellitus. Neben
dem klassischen hypoglykämischen Koma finden sich insbesondere bei längerdauernden Er-
niedrigungen des Blutzuckers Verwirrtheitszustände und anfallsartige Störungen, wie bei einer Temporallappenepilepsie. Daneben kann
es insbesondere bei älteren Patienten zu vorübergehenden, in seltenen Fällen auch bleibenden neurologischen Ausfällen (Halbseitenläh-
mungen) kommen, so daß bei der Symptomatik
eines cerebralen Insults immer eine Blutzucker-
bestimmung notwendig ist. Auch nach intravenöser Gabe von Glucose dauert es oft Stunden,
bis sich der Patient vollständig erholt hat, ob-
wohl der Blutzuckerspiegel schon lange im
Normbereich ist.
Alle Encephalopathien können unbehandelt
zum tiefen Koma führen und irreversible Schädigungen bewirken.

4.14. Koma

Verschiedenste primäre und sekundäre Erkrankungen des Gehirns zeigen als Leitsymptom
eine Bewußtseinstrübung. Sie ist durch die ver-
langsamte bzw. fehlende Reizaufnahme des Patienten und einer verlangsamten bzw. fehlenden
Reaktion gekennzeichnet. Bei leichten Formen
sprechen wir von einer Somnolenz. Der Sopor
bezeichnet einen Zustand, in dem der Patient

keinerlei Reaktion mehr zeigt, jedoch durch
heftigste Schmerzreize erweckt werden kann. Ist
der Patient nicht mehr erweckbar und zeigt keine differenzierten Reaktionen mehr auf komplexe Reize, liegt ein Koma vor.
Das Koma zeigt eine schwere Funktionsstörung
und Schädigung des Gehirns an, die zunehmend tiefere Hirnstammstrukturen befällt, so
daß aus dem klinischen Befund der Motorik,
der Hirnnervenfunktion und der vegetativen
Funktionen auf die Komatiefe geschlossen werden kann. Am Endpunkt dieser Entwicklung
steht der vollständige Funktionsausfall des Gehirns. Da es durch die Hirnschädigung zur Ausbildung eines diffusen Hirnödems kommt, entwickelt sich die zunehmende Komatiefe oft
schicksalhaft und unbeeinflußbar von der
Grunderkrankung.

Komatiefen
In Anlehnung an die früher häufigen Barbitu-
ratintoxikationen stellt die Einteilung der Ko-
matiefen nach REED heute noch die geläufig-
ste Einteilung dar:
Stadium 0
Patient schläfrig, jedoch erweckbar.
Stadium I
Patient komatös mit Reaktion auf Schmerzrei-
ze, fehlende vegetative Störungen, Reflexe er-
halten.
Stadium II
Fehlende Reaktion auf Schmerzreize ohne ve-
getative Störungen, Reflexe meist erhalten.
Stadium III
Fehlende Reflexe ohne Störungen der vegetati-
ven Funktionen.
Stadium IV
Fehlende Reflexe mit schwerer Störung der
vegetativen Funktionen (Atemdepression,
Schock).
Die Einteilung der Komatiefe sollte jedoch bei
den verschiedenen Koma-Ursachen und dem
daraus resultierenden differierenden klinischen
Bild zugunsten einer genaueren Beschreibung
des Zustands aufgegeben werden. Hierzu exi-
stieren mehrere Möglichkeiten. Folgende Einteilung halten wir für sinnvoll:
Stadium I
Patient unerweckbar, gezielte Abwehrbewegungen auf starke Schmerzreize, Pupillen mittel-

weit, Lichtreaktion erhalten. Oculocephale Reflexe auslösbar, Cornealreflex auslösbar, vegetative Funktionen intakt.

Stadium II (Mittelhirnsyndrom)

Patient unerweckbar, keine gezielten Abwehrbewegungen auf Schmerzreize, Streckkrämpfe. Pupillen weit, keine Lichtreaktion, oculocephale Reflexe ausgefallen, oculovestibuläre Reflexe auslösbar. Störungen von Atmung, Herz und Kreislauf.

Stadium III (Bulbärhirnsyndrom)

Fehlende Hirnstammfunktionen, keine Reaktion auf Schmerzreiz, schlaffer Tonus, schwere Beeinträchtigung von Herz, Kreislauf und Atmung.

Stadium IV

Vollständiger Ausfall aller Hirnfunktionen.

Ein wichtiges Hilfsmittel für den Verlauf des Komas ist das EEG. Wenngleich keine direkte Korrelation zwischen Komatiefe und EEG-Befund bestehen, so kann doch bei wiederholten Ableitungen eine Besserung oder Verschlechterung festgestellt werden. Lediglich im Komastadium III (Bulbärhirnsyndrom) findet sich ein typisches EEG-Muster, welches durch extrem flache Strecken abwechselnd mit kurzen Ausbrüchen steiler Wellen gekennzeichnet ist („burst-suppression"-Muster).

4.14.1. Folgezustände des Komas

Innerhalb der vorgezeichneten Skala der Bewußtseinstrübungen kann sich ein Krankheitsbild auf verschiedenen Stufen bewegen und zu verschiedenen Endzuständen führen, ohne daß ein Zusammenhang mit dem zugrundeliegenden Leiden besteht.

4.14.1.1. Genesung

Insbesondere bei reversiblen metabolischen Erkrankungen, Intoxikationen und bei Reanimationspatienten finden sich reversible Komazustände, bei denen der Patient bis zur Bewußtseinsklarheit erwacht und ohne Schädigung bleibt. Meist wird die vollständige Genesung über ein Zustandsbild erreicht, welches als *Durchgangssyndrom* oder als organisches Psychosyndrom bezeichnet wird. Der Patient ist

hierbei kaum oder überhaupt nicht mehr bewußtseinsgetrübt. Er fällt durch Desorientiertheit, Gedächtnisstörungen, Verwirrtheit und Erregungszustände auf. Meist stellt er auf der Intensivstation ein erhebliches pflegerisches Problem dar, da keine Kooperation möglich ist, die motorische Unruhe alle Maßnahmen (Infusionen, Katheter, Tubus, Elektroden) gefährdet und er sich durch sein lautes und unruhiges Verhalten für das Pflegepersonal in bedrohlicher Weise von den übrigen Patienten abhebt. Trotz rücksichtsvoller und geduldiger Pflege und Überwachung läßt sich in diesem Zustand eine zusätzliche Sedierung oft nicht umgehen, wobei jedoch berücksichtigt werden muß, daß das klinische Bild Ausdruck eines noch geschädigten Gehirns ist und Psychopharmaka vorsichtig dosiert werden müssen, um lebensbedrohliche cerebrale Komplikationen (Atemstillstand) zu vermeiden. Entsprechend trägt auch hier das Pflegepersonal eine verantwortungsvolle Aufgabe in der Überwachung.

4.14.1.2. Dissoziierter Hirntod

Erreicht der Patient das Komastadium IV, so liegt eine schwerste cerebrale Schädigung vor, die in der Regel nicht mehr reversibel ist, so daß der Patient nicht mehr aus dem Koma erwachen kann. Der Patient lebt mit medikamentös aufrechterhaltenem Kreislauf, intakter Nierenfunktion und maschineller Beatmung bei einem abgestorbenen Gehirn. Dieser Zustand wird als dissoziierter Hirntod bezeichnet und kann mit dem Tod des Individuums gleichgesetzt werden, der eine Einstellung aller Intensivmaßnahmen rechtfertigt. Da in solchen Fällen die peripheren Organe noch intakt sind, besteht die Möglichkeit einer Organtransplantation.

Die Feststellung eines solchen Zustands erfordert eine exakte klinische Untersuchung, bei der das Fehlen jeglicher Hirnfunktionen, insbesondere der Spontanatmung nachgewiesen werden muß. Zeigt sich in einem 3 bis 4 Stunden später abgeleiteten EEG über 30 Minuten auch bei maximalen Verstärkungen keine hirnelektrische Aktivität mehr, so ist der Hirntod festgestellt. Die früher durchgeführte Angiographie (sog. Stopangiographie) wird heute nicht mehr empfohlen.

Bei Patienten mit Intoxikationen, daneben aber auch bei Kleinkindern und Unterkühlung, müssen alle Intensivmaßnahmen fortgesetzt werden, auch wenn die genannten Symptome des dissoziierten Hirntodes gegeben sind, da der Ausfall der Hirnfunktionen bei diesen Patienten durch die Giftwirkung bedingt ist und damit reversibel sein kann, vorausgesetzt, daß es gelingt, das Gift zu eliminieren.

4.14.1.3. Apallisches Syndrom

Dieses Zustandsbild entwickelt sich typischerweise aus dem Komastadium II (Mittelhirnsyndrom). Hierbei kommt es zu einer funktionellen Unterbrechung der Verbindungsbahnen zwischen Hirnstamm und Zwischen- bzw. Großhirn. Meist entsteht das klinische Bild durch eine massive supratentorielle Raumforderung (z. B. traumatische Schädigung). Im Anfangsstadium überwiegen massive Streckkrämpfe und schwere vegetative Funktionsstörungen. Bald schlägt der Patient jedoch die Augen auf, ohne daß er irgend eine Reaktion auf äußere Reize zeigt, er erscheint wach und ist doch nicht in der Lage, an seiner Umwelt teilzunehmen (Coma vigile). Vom persistierenden vegetativen Status unterscheidet sich dieses Bild grundsätzlich durch die prinzipielle Reversibilität. Bei funktioneller Unterbrechung der Bahnen zum Hirnstamm kann eine Heilung bis zur vollständigen Genesung eintreten. Zunehmend lassen dann die Streckkrämpfe nach, die vegetativen Funktionen stabilisieren sich und der Kontakt zur Umwelt verbessert sich. Dieser Prozeß kann sich über Monate bis Jahre erstrecken, er kann jedoch auch auf jeder Stufe stehenbleiben und einen schweren Dauerschaden bewirken. Auch bei guter Rückbildungstendenz kann es zum plötzlichen Tod infolge Versagens der vegetativen Funktionen kommen.

Die Reversibilität des Syndroms ist eng korreliert mit einem Lernprozeß, in dem der Patient die einfachen Funktionen von Sprache, Essen, Erinnerung, Konzentration usw. erneut lernen muß. In diesem Zustand ist vor allem die konstante Zuwendung zum Patienten von großer Bedeutung, da die affektive Bindung an eine bestimmte Gruppe des Pflegepersonals den Rückbildungsprozeß für den Patienten erleichtert.

Quellenangaben für Abbildungen

Heidelberger Taschenbücher, Bd. 139, 2. Auflage, Forssmann/Meym: Grundriß der Neuroanatomie, Springer-Verlag Berlin Heidelberg New York 1975: Abb. 6a – Abb. 81, Seite 168; Abb. 8 – Abb. 66, Seite 120; Abb. 11 – Abb. 85, Seite 186; Abb. 16 – Abb. 76 (obere Hälfte), Seite 149.

Chusid, J. G.: Funktionelle Neurologie. Springer-Verlag Berlin Heidelberg New York 1978: Abb. 1 – Abb. 1.23, Seite 28; Abb. 3 – Abb. 1.43, Seite 47; Abb. 9 – Abb. 6.6, Seite 168; Abb. 12 – Abb. 10.4, Seite 213; Abb. 14 – Abb. 4.3, Seite 89; Abb. 18 – Abb. 1.22, Seite 26.

Poeck, K.: Neurologie, 5. Auflage, Springer-Verlag Berlin Heidelberg New York 1978: Abb. 6b – Abb. 49, Seite 100; Abb. 15 – Abb. 25, Seite 52; Abb. 19 – Abb. 50, Seite 101; Abb. 20 – Abb. 14, Seite 38; Abb. 23 – Abb. 62, 63, Seite 152.

Patten, J. P.: Neurologische Differentialdiagnose, Springer-Verlag Berlin Heidelberg New York 1981: Abb. 27 – Abb. 18.1, Seite 239; Abb. 28 – Abb. 19.3, Seite 254; Abb. 29 – Abb. 19.2, Seite 253.

Störungen der Blutgerinnung und Fibrinolyse

Von P. Lübcke unter Mitarbeit von J. Wehber

1. Physiologie der Hämostase

1.1. Gefäßsystem

Ohne die funktionelle Wechselbeziehung zwischen Gefäßwand und Blut ist eine Blutstillung nicht denkbar. Störungen dieser Wechselbeziehung führen zur hämorrhagischen Diathese einerseits, zur intravasalen Gerinnselbildung andererseits.

Die Endothelzellen der Gefäßwand können für den Gerinnungsvorgang wichtige Substanzen (Effektoren), aber auch Faktoren, die für die Auslösung des Fibrinolysesystems in Frage kommen (Aktivatoren) absondern.

Weitere Blutsillungsmomente in der Frühphase einer Gefäßverletzung sind reflektorische Gefäßkontraktionen und Einstülpungen des Gefäßstumpfes. Neben der reflektorischen Gefäßkontraktion kann im weiteren Verlauf einer Blutung durch die Freisetzung von gefäßaktiven Substanzen (vasoaktive Amine) wie Serotonin, Adrenalin, Noradrenalin sowie Substanzen, die aus Thrombocyten und Endothelien freigesetzt werden, eine zusätzliche Engstellung der Gefäße bewirkt werden.

Diagnostik Rumpel-Leede-Phänomen: Nach Stauung am Oberarm mit einer breiten elastischen Staubinde treten bei positivem Ausfall nach 5 Minuten in der Ellenbeuge oder am Vorderarm punktförmige Blutungen auf.

Das Rumpel-Leede-Phänomen ist bei erhöhter Capillardurchlässigkeit und bei gestörter Thrombocytenfunktion (s. 1.2) positiv.

1.2. Thrombocyten

Die Bereitstellung von Eiweißsubstanzen (Kollagen) an verletzten Endothelzellen führt zu Plättchenadhäsionen, so daß ständig die Möglichkeit besteht, einen Substanzdefekt von Endothelzellen durch Thombocytenverbände auszugleichen. Die Thrombocyten (Blutplättchen) werden in Vorstufen als Riesenzellformationen (Megakaryocyten) im Knochenmark gefunden. Im peripheren Blut liegen sie als 1–3 μ große ovale Plättchen vor.

Bei der Aufrechterhaltung der Blutgerinnung liegt die Bedeutung der Thrombocyten in ihrem Einfluß auf die Unversehrtheit (Integrität) des Endothelverbandes einerseits, im Ablauf der Blutgerinnung andererseits (s. 1.1).

Die Thrombocyten sind an allen Phasen der Gerinnung beteiligt. Durch ihre Einwirkung und direkte Beteiligung entsteht der Kopf des Thrombus als Plättchenpfropf (Teil des mechanischen Wundverschlusses neben der in 1.1 beschriebenen Gefäßreaktion). Andererseits beeinflussen die Thrombocyten bestimmte Reaktionsabläufe der plasmatischen Gerinnung (Mitwirkung im Intrinsic-System der Gerinnung).

Von besonderer Bedeutung ist die Freisetzung des Plättchenfaktors 3, einem gerinnungsaktiven Phospholipidkomplex, der für eine ausreichende und rasche Bereitstellung von Blutthrombokinase maßgeblich ist.

Nach neuerer Auffassung wirken die Phospholipide infolge ihrer Oberflächenstruktur durch Komplexbildung mit den plasmatischen Gerinnungsfaktoren des Intrinsic-Systems als Katalysatoren.

Weitere Bedeutung erlangen die Thrombocyten in der Spätphase der Blutstillung durch Freisetzung des Plättchenfaktors 7 (Thrombasthenin) (humorale Phase der Gefäßconstriction und Gerinnselretraktion).

Neben den genannten Plättchenfaktoren 3 und 7 (Thrombasthenin, s. 1.1) sind weitere 5 Plättchenfaktoren mit unterschiedlicher Wirkung beschrieben. Der Faktor 4 ist mit dem Plättchen-Antiheparinfaktor identisch.

Diagnostik Subaquale Blutungszeit (Differentialdiagnostik: Normalwerte bei Coagulopathie!) (Abb. 1).
Sternalpunktion;
Thrombocytenzählung;
Thrombelastographie;
Thrombocyten-Adhäsivitätsteste
Rumpel-Leede-Phänomen (s. 1.1)

1.3. Plasmatisches Gerinnungssystem

Im Gegensatz zu den Thrombocytenfaktoren, die mit arabischen Ziffern gekennzeichnet werden, erfolgt die Bezeichnung der plasmatischen Faktoren (Tabelle 1) durch römische Zahlen (F I – F XIII).

Zum Intrinsic-System gehören neben Phospholipidkomplexen (F_3) die Faktoren XII, XI, IX, VIII und Calcium (F IV).

Zum Extrinsic-System gehören neben Phospholipiden die Gewebsthrombokinase (= Gewebsthromboplastin = F III), Faktor F VII und Calcium (F IV).

Beide Systeme benötigen für die Umwandlung von Fibrinogen zu Fibrin als gemeinsame Wegstrecke F V und F X. Der thrombinabhängige Faktor XIII (Tabelle 3) dient lediglich zur Stabilisierung des Fibrinnetzes in Form einer unlöslichen Quervernetzung (= fibrinstabilisierender Faktor).

Die plasmatischen Gerinnungsfaktoren haben unterschiedlich lange biologische Halbwertzeiten, was bei Substitution mit Spezialplasmen zu berücksichtigen ist (s. Tabelle 2).

Die Aktivierung des plasmatischen Gerinnungssystems erfolgt nicht in einem Schritt, sondern über mehrere Stufen (Kaskadensystem).

Die Gefahr einer überschießenden Gerinnung wird durch Inhibitoren (s. 1.5) vermieden.

Gebildete Fibrinniederschläge und fibrinreiche Gerinnsel können durch das Fibrinolysesystem aufgelöst werden (s. Tabelle 4).

Lösliches Fibrin und Fibrinbruchstücke, aber auch gerinnungsaktive Komplexe, können durch das Reticuloendotheliale System (Clearance-Funktion des RES, s. 1.6) ausgeschieden werden.

1.4. Plasmatisches Fibrinolysesystem

Die Fibrinolyse dient als Schutzmechanismus gegen überschießende Fibrinablagerungen in den Gefäßen. Das fibrinolytische System stellt

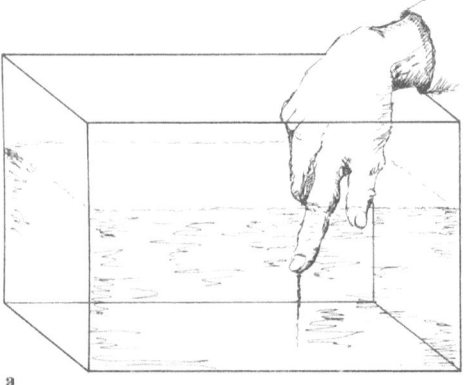

Zeit bestimmen, bis Blutfaden im Kochsalzbad plötzlich abreißt

a

b

Abb. 1 a, b. Bestimmung der subaqualen Blutungszeit. Der Stillstand der Blutung wird am Abreißen des in das Wasserbad herabsinkenden Blutfadens festgestellt. Blutungszeit normal 3–5 Minuten. Verlängert

bei Thrombocytopenien sowie funktionellen Störungen der Blutplättchen und bei gefäßbedingten Gerinnungsstörungen. Bei Coagulopathie (Gerinnungsdefekt durch Faktorenmangel) normale Zeiten

Tabelle 1. Kaskadenschema des endogenen (intrinsic) und exogenen (extrinsic) Gerinnungssystem

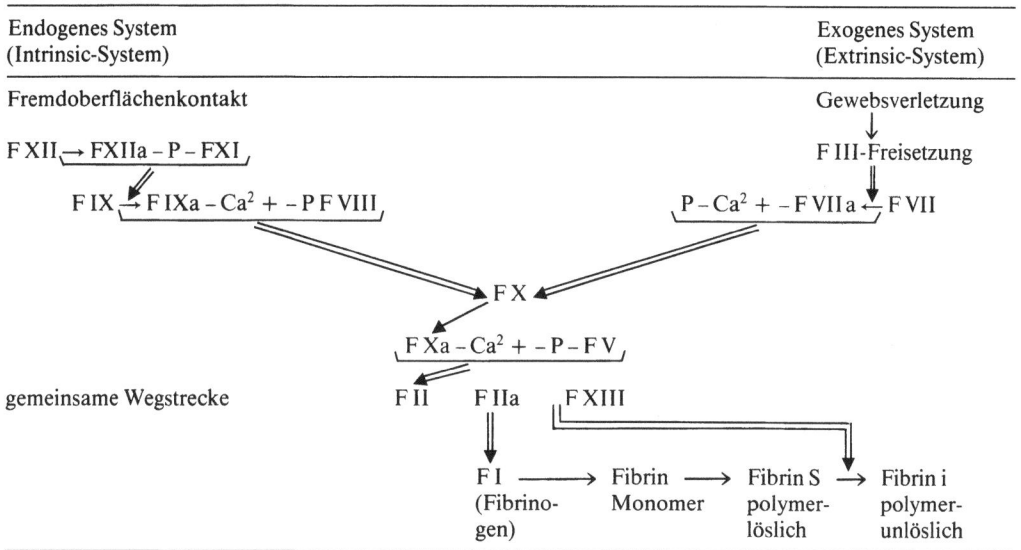

a-- aktiviert
P – Phospholipid-Komplex
Ca^2 – Calcium (F IV)
$\rightarrow$ Symbol bedeutet: wirkt ein / auf
Fibrin S = lösliches Fibrin; Fibrin i = unlösliches Fibrin

Tabelle 2. Biologische Halbwertszeiten und Bildungsort der Gerinnungsfaktoren (nach W. G. A. OHLER: Leitfaden der Blutstillungs- und Blutgerinnungsstörungen, Verlag Gerhard Witzstrock GmbH, Baden-Baden/Brüssel, 1971)

Faktor		Biol. Halbwertszeit in Stunden	Bildungsort
I	Fibrinogen	110–112	Leber
II	Prothrombin	41– 72	Leber, Vit.-K-abhängig
V	Accelerin	12– 15	Leber
VII	Proconvertin	2– 5	Leber, Vit.-K-abhängig
VIII	Antihämophiles Globulin	10– 18	Milz/RES
IX	Antihämophiles Globulin B, Christmas-Faktor	18– 30	Leber, Vit.-K-abhängig
X	Stuart-Prower-Faktor	20– 42	Leber, Vit.-K-abhängig
XI	Plasma-Thromboplastin Antecedent, PTA	10– 20	RES?
XII	Hageman-Faktor, Kontakt-Faktor	50– 70	RES?
XIII	Fibrinstabilisierender Faktor	100–120	Leber

damit den Gegenspieler zum Gerinnungssystem dar. Darüber hinaus vermag es, Röhrensysteme wie Harnkanälchen und Drüsenausführungsgänge freizuhalten.

Der Aktivierungsweg des fibrinolytischen Systems ist ähnlich dem des Coagulationsvorganges (s. Tabelle 4). In beiden Fällen verfolgt die Aktivierung das Ziel, ein (proteolytisches) Enzym zu bilden, nämlich Thrombin bzw. Plasmin.

Als inaktive Vorstufe liegt im Plasma Plasminogen vor, das von Aktivatoren in das fibrinolytische Enzym Plasmin umgewandelt werden kann.

Plasmin kann nicht nur Fibrinogen und/oder Fibrin, sondern auch andere Bluteiweiße, z. B. F. VIII und F. V zerlegen.

Die Folge einer überschießenden Plasminaktivität kann eine ausgeprägte Blutungsbereitschaft sein.

Die Fibrin(ogen)-Spaltprodukte (FDP = fibrinogen degradation products) besitzen einen ge-

rinnungshemmenden Charakter (= Antithrombin VI).

Es existieren mehrere Blut- und Gewebsaktivatoren des Fibrinolysesystems.

Für die Klinik ist der Tatbestand wichtig, daß Streptokinase (SK) mit Plasminogen einen Aktivatorkomplex einzugehen vermag, der andere Plasminogenmoleküle in Plasmin umwandeln kann (s. 2.3.5 c).

Tabelle 3. Schematische Übersicht der einzelnen Faktoren im endogenen und exogenen Gerinnungssystem und der Fibrinpolymerisierung: Fibrin S = lösliches Fibrin; Fibrin i = unlösliches Fibrin

Endogenes System = Intrinsic-System	Exogenes System = Extrinsic-System
F. XII	F. VII
F. XI	Gewebsextrakt
F. IX	F. X
F. VIII	F. V
Plättchen F 3	Ca + + (F. IV)
F. X	
F. V	
Ca + + (F. IV)	

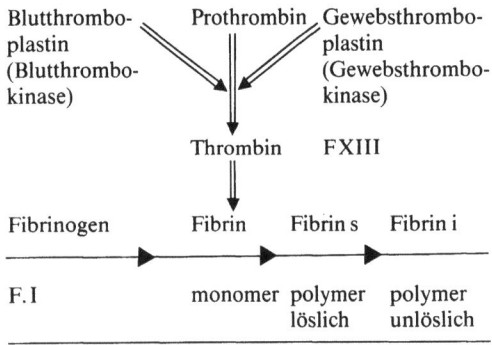

1.5. Gerinnungsinhibitoren und Fibrinolyseinhibitoren

Das Plasma besitzt eine Fülle von Hemmstoffen (Inhibitoren) gegen gerinnungsaktive Faktoren wie auch gegen die Komponenten des Fibrinolysesystems.

Wichtigste Inhibitoren der Gerinnung sind die Antithrombine. Das langsamwirkende Antithrombin III vermag Thrombin und den aktivierten F. X zu hemmen.

Durch Komplexbildung mit Heparin wird es in seiner Wirkung konzentrationsabhängig verstärkt und beschleunigt.

Als Antithrombin VI werden die unter Plasmineinwirkung freigesetzten Spaltprodukte des Fibrin(ogen)s bezeichnet (s. 1.4).

Wichtigster natürlich vorkommender Inhibitor des Plasmins ist das Alpha-2-Makroglobulin.

Ein natürlicher, aber nicht im menschlichen Plasma vorkommender Fibrinolyse-(Enzym)

Tabelle 4. Gegenüberstellung von Gerinnungs- und Fibrinolysesystem

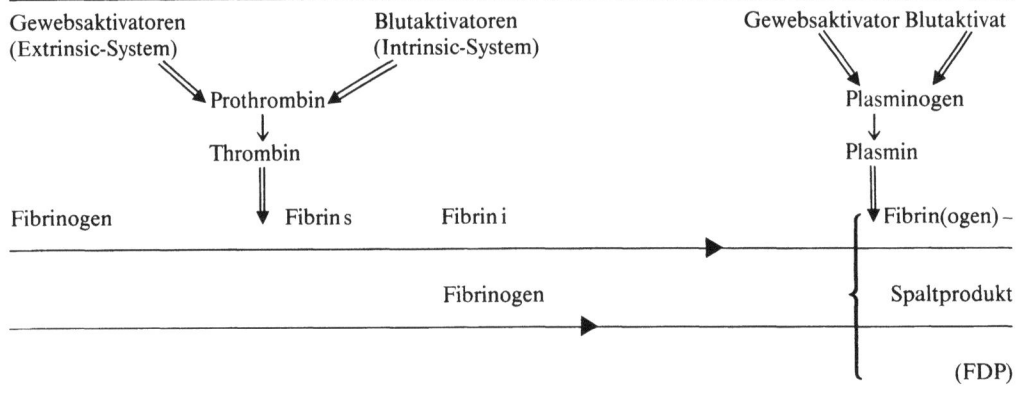

Inhibitor ist Aprotinin (Trasylol, Antagosan). Diese Substanz wird unter anderem daher auch als Antifibrinolyticum eingesetzt.

Als Antifibrinolytica werden außerdem Epsilon-Aminocapronsäure, P-Aminomethylbenzoesäure (Gumbix) und Aminomethyl-Cyclohexancarbonsäure (Ugurol, Cyclocapron, Anvitoff) benutzt.

Diese Stoffe sind in therapeutischen Dosen keine Enzyminhibitoren, sondern Antiaktivatoren der Fibrinolyse.

1.6. Clearance-Funktion des RES

Das Reticuloendotheliale System (RES), dessen für die Abwehrreaktionen des Körpers wichtige Formationen wir in Milz, Leber, Lymphknoten und Knochenmark finden, ist mit an der Eliminierung von Aktivatoren des Gerinnungs- und Fibrinolysesystems sowie einiger Endprodukte beteiligt. Eine Blockierung des RES kann zu überschießender Blutgerinnung (Hypercoagulabilität) oder gesteigerter Fibrinolyse (Hyperfibrinolyse) führen.

2. Blutungsleiden

2.1. Manifestation von Gerinnungsstörungen

Sichtbare Symptome einer gestörten Gerinnung lassen sich an Haut und Schleimhäuten nachweisen (s. Tabelle 5). Sie brauchen nicht mit lebensbedrohlichen Blutungen in innere Organe einherzugehen. Sie können aber die Vorboten für eine innere Blutung sein. Andererseits können innere Blutungen, z. B. Hirn-, Leber-, Milz-, Nieren-, Weichteil- oder Magen-Darm-Blutungen auch ohne Haut- oder Schleimhautsymptome auftreten. Die Ursachen hierfür können traumatisch, spontan oder medikamentös induziert (aber auch kombiniert) begründet sein.

Merke: Eine Blutung nach außen ist immer eine Blutung aus Haut oder Schleimhäuten (Magen-Darm-Trakt, Urogenitalsystem); eine Blutung nach innen immer ein Blutverlust in Weichteile, Hirn, Leber und andere Organe.

Tabelle 5. Hautmanifestationen bei bestimmten Formen der Gerinnungsstörung

Bezeichnung	Beschreibung	Ursache
Hämatom	Lokalisierbare Blutansammlung	Faktorenmangel
Sugillation Suffusion	Flächenhafte diffuse Durchtränkung der Haut und des Unterhautgewebes	Thrombocytär bedingte Gerinnungsstörung
Petechien	Kleinste stecknadelkopfgroße Blutungen	Mangelhafte Gefäßabdichtung
Purpura	Generalisiertes Auftreten von Petechien an Rumpf und Extremitäten	

2.2. Angeborene Blutungsleiden

2.2.1. Hämophilie A und B

Angeborene Blutungsleiden sind selten. Am häufigsten ist die Hämophilie oder Bluterkrankheit vertreten. Sie zeichnet sich durch eine angeborene und erbliche, von Jugend an bestehende Blutungsneigung aus, die auf einer verminderten Aktivität des F. VIII (Hämophilie A) oder des F. IX (Hämophilie B) beruht. Das Häufigkeitsverhältnis Hämophilie A zu B beträgt 5 : 1. Die Häufigkeit des Auftretens der Hämophilie A liegt bei 1 : 10000 der Gesamtbevölkerung. Die Blutungen treten bei Verletzungen, nach Operationen, in schweren Fällen auch in Form von Spontanblutungen auf.

Aus praktischen Gründen erfolgt eine Einteilung in Schweregrade:

Aktivitätsminderung von F. VIII unter 1% = schwere Form

Aktivitätsminderung von F. VIII 1 bis 5% = mittelschwere Form

Aktivitätsminderung von F. VIII 5 bis 35% = leichte Form.

2.2.2. Von Willebrand-Jürgens-Syndrom

Ein weiteres angeborenes Blutungsleiden ist das von Willebrand-Jürgens-Syndrom.
Dieses Leiden ist durch eine kombinierte Störung der thrombocytären, plasmatischen Faktoren (F. VIII)-Aktivität und Gefäßreaktionen gekennzeichnet.

2.3. Erworbene Blutungsleiden

Erworbene gefäßbedingte Blutungsleiden sind zwar häufiger als sie diagnostiziert werden, eine spezifische Behandlung ist aber meist nicht möglich; im Vordergrund steht immer eine symptomatische Therapie unter Einbeziehung des Grundleidens.
Ein Extrembeispiel ist die hämorrhagische Diathese bei Vitamin-C-Mangel (Skorbut).
Im folgenden sollen die erworbenen Thrombocytopenien und Coagulopathien besprochen werden.

2.3.1. Thrombocytopenien

Für das Auftreten von Thrombocytopien ($< 100000/mm^3$; $< 100/nl$) kommen hauptsächlich zwei Ursachen isoliert oder auch kombiniert in Betracht:
a) die Synthesestörung.
b) der erhöhte Umsatz.
a) Ein mangelhafter Aufbau (Synthese) von Megakaryocyten, den Vorstufen der Thrombocyten, kann durch Verdrängung von Knochenmarkszellen durch tumoröse oder leukämische Zellinfiltrationen erfolgen. Weiterhin werden direkte Knochenmarksschädigungen bei Mangelzuständen (Vit.-B_{12}- und Vit.-C-Mangel) aber auch als Folge von Strahlen- oder Cytostaticatherapie beobachtet.
b) Unter Umsatzstörung der Thrombocyten verstehen wir einen gesteigerten Thrombocytenabbau in den peripheren Blutbahnen. Die häufigste Form ist die Autoimmunthrombocytopenie (z. T. auch als Morbus Werlhof bezeichnet), die meist akut auftritt, aber gelegentlich

auch einen chronischen Verlauf aufweist. Sie kann im Anschluß an einen Infekt auftreten. Neben einer Behandlung mit NN-Rinden-Steroiden und in Problemfällen mit Cytostatica kommt in vielen Fällen eine Milzexstirpation in Frage. Für den operativen Eingriff sollte aber eine Thrombocytenzahl nicht unter $40000/mm^3$ ($40/nl$) angestrebt werden.
Bei einer weiteren Form von akut einsetzender Thrombocytopenie besteht ein zeitlicher und kausaler Zusammenhang zu der Aufnahme bestimmter Arzneimittel (medikamentös-allergische Thrombocytopenie).
Auch durch mechanische Schädigungen wie bei Herz-Lungen-Maschinen und Hämodialysen kann eine Thrombocytopenie entstehen.
Am häufigsten wird die Thrombocytopenie aber bei Patienten mit Verbrauchsreaktionen (Verbrauchskoagulopathie; disseminierte intravasculäre Koagulation) in Begleitung mit dem Abfall weiterer Gerinnungsfaktoren diagnostiziert (s. 2.2.2).
Neben den aufgeführten Thrombocytopenieformen kann nach Massentransfusionen eine Pseudothrombocytopenie beobachtet werden. Im allgemeinen handelt es sich hierbei um einen Verdünnungseffekt durch thrombocytenarme oder -freie Blutkonserven und Plasmaersatzstoffe (s. 2.3.4).
Im allgemeinen ist nach 5–7 Tagen durch ausreichende Nachproduktion eine normale Thrombocytenzahl wieder erreicht. Lediglich nach Verabfolgung von inkompatiblem Blut kann eine Immunthrombocytopenie auftreten, die dann länger anhalten kann.

2.3.2. Disseminierte Verbrauchcoagulopathie (disseminierte intravasculäre Coagulopathie)

Die D. I. C. ist die häufigste Gerinnungsstörung, die in der Klinik diagnostiziert wird.
Die D. I. C. kann folgendermaßen definiert werden: Durch intravasale Aktivierung (z. B. durch Freisetzung von Gewebsextrakten oder Toxinen, die Gewebsthromboplastin-Eigenschaften besitzen) des Gerinnungssystems kommt es zu Fibrinniederschlägen in kleinen und größeren Gefäßen. Durch den Ausfall großer Gefäßarea-

le an der Haut, an den Schleimhäuten und an inneren Organen ist eine ausreichende Sauerstoffversorgung schließlich nicht mehr gewährleistet. Eine bestehende Schocksituation wird irreversibel. Das beschriebene Phänomen kann sich stufenweise entwickeln, in einigen Fällen perakut, in anderen chronisch schleichend (s. Tabelle 6).

In den meisten Fällen findet man einen Abfall von Fibrinogen, F. VIII und der Thrombocyten. Weiterhin können große Mengen löslicher Fibrinkomplexe nachgewiesen werden (Äthanoltest, s. 3.3 a).

In einigen Fällen tritt im Organismus eine verstärkte Fibrinolyse als Antwort auf die disseminierte Thrombosierung auf. Der Organismus versucht sich vom „Ersticken" (verminderte Sauerstoffaufnahme des Gewebes) durch Abräumung kleiner Thromben mit Hilfe von fibrinolytischen Enzymen zu befreien. Diese reaktive Hyperfibrinolyse kann diagnostiziert werden (s. 3.3). Ihre medikamentöse Blockierung kann aber fatale Folgen haben. Mit anderen Worten: Ohne die eigentliche Ursache der D. I. C. zu beheben, z. B. durch Anticoagulation, dürfen keine Antifibrinolytica verabfolgt werden. Die Ursachenpalette für die Auslösung von D. I. C. ist sehr groß.

So können sie z. B. im Verlauf folgender Zustände beobachtet werden: Infektionen, Verbrennungen, Erfrierungen, Leukosen, Tumorleiden, Schocksituationen, Hämolysen, Dehydrierun-

gen, Urämien, Vergiftungen, Fettembolien, Fruchtwasserembolien, Operationen, Traumatisierungen, Anaphylaxien, Stoffwechselstörungen.

Es gibt kaum lebensbedrohlich verlaufende Allgemeinkrankheiten, bei denen nicht in irgendeiner Phase eine D. I. C. droht.

2.3.3. Die primäre Hyperfibrinolyse

Die primäre Hyperfibrinolyse ist sehr selten. In ihrer Bezeichnung liegt ihre Definition. Primär bedeutet das, daß eine Verbrauchsreaktion, die als Ursache für die Fibrinolyseantwort in Frage kommt, nicht nachweisbar ist.

Hyperfibrinolyse bedeutet, daß die fibrinolytische Potenz verstärkt nachweisbar ist. Eine leichte Fibrinolyse als Antwort auf das Gerinnungssystem wird vielfach in der Ansicht, beide Systeme müssen in einem gewissen Gleichgewicht stehen, als noch physiologisch registriert und toleriert.

Primäre Hyperfibrinolysen können z. B. bei Blutungen im Urogenitaltrakt als zumindest „richtungsgebende" Verstärkung der Blutung in Frage kommen. Da in den ableitenden Harnwegen die fibrinolytisch wirksame Substanz Urokinase gebildet wird, kann eine antifibrinolytische Therapie durchaus effektiv sein.

2.3.4. Hämodilution und Massentransfusion

Unter Hämodilution verstehen wir die Verdünnung des Blutes durch Plasma oder Plasmaersatzstoffe. Diese Verdünnung kann im Rahmen einer Notfalltherapie, z. B. durch Auffüllung des Kreislaufes mit Plasmaersatzstoffen, erfolgen; aber auch bei geplanter Hämodilution infolge einer Gewinnung von Eigenblutkonserven vor operativen Eingriffen.

Eine gewisse Hämodilution finden wir auch bei subakuten oder chronischen intestinalen Blutungen infolge Einströmen von Gewebswasser. Bei der Untersuchung der Gerinnungsverhältnisse zeigt sich eine Verminderung der Thrombocyten und der einzelnen plasmatischen Gerinnungsfaktoren je nach Halbwertszeiten (s. 1.3).

Tabelle 6. Einige häufig auftretende Auslösemechanismen für eine disseminierte intravasculäre Coagulopathie. U. U. können auch mehrere der aufgeführten Mechanismen gleichzeitig bestehen

1. Einschwemmung von Gewebsthromboplastin (Tumorzerfall; Infarktnekrosen, Verbrennungen; verhaltener Abort)
2. Endotoxinfreisetzung (bakterieller Infekt)
3. Einschwemmung von gerinnungsaktiven Phospholipidkomplexen durch Erythrocytenzerfall (Hämolyse)
4. Gestörte Clearance des Reticuloendothelialen Systems für gerinnungsaktive Substanzen (z. B. Schock; Systemerkrankung des lymphatischen Systems; z. B. Lebercirrhose)
5. Erhöhung der Blutviscosität (z. B. Polyglobulie; z. B. Exsikkose; z. B. Hyperlipidämie)

Bei Gerinnungsuntersuchungen fällt in den Gruppentesten vor allem der stark erniedrigte Quick-Wert auf (Wert zwischen 30 und 50%). In Extremfällen von Hämodilution, vor allem bei gleichzeitigen Blutungssymptomen, muß eine Substitution mit gerinnungsaktiven Plasmen erfolgen. Nach Massentransfusionen können ebenfalls Thrombocyten und Gerinnungsfaktoren stark abfallen. Im allgemeinen imponieren in erster Linie eine Thrombocytopenie (Thrombocytenüberlebensdauer in Blutkonserven von nur wenigen Stunden) und ein erniedrigter Quick-Wert.

Da vor allem bei überalterten Konserven oder bei Blutgruppeninkompatibilitäten Hämolysen mit Ingangsetzung von Verbrauchsreaktionen auftreten können, kann gleichzeitig ein Thrombocyten- und Faktorenabfall durch eine larvierte Verbrauchsreaktion eintreten.

In diesen Fällen von Massentransfusionen läßt sich oft nicht entscheiden, ober der Thrombocyten- und Faktorenabfall Folge der Zuführung von überaltertem Konservenblut oder eine Verbrauchsreaktion ist.

Im Zweifelsfall muß die Behandlung so erfolgen, wie wenn eine Verbrauchsreaktion vorliegt. In den meisten Fällen wird man sich zu einer Heparintherapie entschließen.

2.3.5. Medikamentös ausgelöste Blutungen

a) Zu den direkt wirkenden Anticoagulantien gehört das *Heparin*. Im allgemeinen wird es als Dauertropf oder besser steuerbar über eine Motorpumpe intravenös appliziert.

Von allen Blutungszwischenfällen sind die intrakraniellen Blutungen am gefürchtetsten. Neben Hämatokrit- und Blutdruckkontrollen muß eine sorgfältige Kontrolle des Allgemeinzustandes des Patienten erfolgen. Neben Zeichen des Schocks ist vor allem auf Angaben wie Brechreiz, Übelkeit und **Kopfschmerz** zu achten. Bei inneren Blutungen muß sofort gehandelt weren. Der Heparineffekt läßt sich genauso rasch, wie er entstand, durch Gabe von Protaminchlorid i. v. aufheben (s. 7.1).

b) *Cumarine* sind indirekte Anticoagulantien, d. h. sie werden erst nach längerer Einwirkung

(36–72 Stunden) auf bestimmte Leberenzyme für Gerinnungsfaktoren des sog. Prothrombinkomplexes wirksam (F II, VII, IX, X). Der Cumarineffekt auf den Prothrombinkomplex wird mittels des Quick-Wertes ermittelt. Überwiegend werden in Deutschland Marcumar, seltener Tromexan, Sintrom oder Coumadin benutzt.

Die Cumarinwirkung an der Leber kann durch Vitamin K_1 unterbunden werden. Die aufhebende Wirkung des Cumarineffektes kann aber frühestens nach 36 Stunden eintreten. Daher werden bei Cumarinblutungen Prothrombinkomplex-haltige Spezialplasmen verabfolgt (Dosierungen s. 7.2).

Grundsätzlich können aber durch Störungen der Darmflora (verminderte Vit.-K_1-Produktion) – z. B. nach Laxantienabusus oder während der Behandlung mit Antibiotica Potenzierungen des Cumarineffektes mit extrem erniedrigten Quick-Werten (z. B. < 1%) eintreten. Weiterhin können bestimmte Medikamente durch Einwirkung auf die Eiweißbindung der Cumarine und ihrer Verstoffwechselung eine Verstärkung dieser Anticoagulantien bewirken. Diese Zustände sind in der Praxis wie Cumarinvergiftungen zu bewerten.

Prototypen für diesen Effekt sind Butazolidin, Tanderil, Tomanol, Irgapyrin und ähnliche Mittel, die bei primär chronischer Polyarthritis und degenerativen Knochenerkrankungen verabfolgt werden. Sie dürfen nicht mit Cumarin kombiniert werden. Potenzierungen können auch auftreten unter Kombination mit Chinidin oder Clofibrat (z. B. Regelan, Atheropront, Skleromexe), einem Mittel, das bei Fettstoffwechselstörungen häufig verwendet wurde.

c) *Streptokinase* (SK), ein Stoffwechselprodukt betahämolysierender Streptokokken, findet in gereinigter Form für die Fibrinolysebehandlung Anwendung. Sie vermag mit Plasminogen einen Aktivatorkomplex einzugehen, der Plasminogen in das fibrinolytisch wirksame Plasmin überführt (s. 1.4).

Wichtig für die Therapieführung ist, daß SK sich auch mit dem fibrinolytisch wirksamen Plasmin zu einem Aktivatorkomplex verbinden kann. Eine verstärkte Blutungsneigung infolge eines hohen Plasmaspiegels wird durch im Überschuß zugeführte SK unterbunden. Diese

Situation kann vor allem bei Anlauf einer SK-Therapie eine Rolle spielen.

Merke: Niedrige SK-Spiegel führen zur verstärkten Fibrinolyse. Diese Situation kann z. B. ungewollt dann eintreten, wenn die Motorpumpe aus technischen Gründen für einen längeren Zeitraum versagt. Genaue Befolgung der Dosis pro Zeit ist unumgänglich.
Eine Erhöhung der SK-Dosis verhindert eine Fibrinolyseblutung.
Als unerwünschte Nebenwirkungen der SK werden neben Blutungskomplikationen, wie nach allen Fremdeiweißzuführungen, anaphylaktische Reaktionen beobachtet. Sie sind aber extrem selten. Häufiger beobachten wir in den ersten 2 Tagen harmlose Fieberreaktionen und lokale (am Infusionsort) phlebitische Reaktionen.

Wegen der Antikörperbildung des Organismus ist eine SK-Therapie nur über kurze Zeiträume möglich (7–10 Tage). Als Alternative kommt nach diesem Zeitraum die sehr viel teurere Urokinase in Betracht.
d) *Arwin* ist das Gift der javanischen Grubenotter. Es vermag Fibrinogen unmittelbar (ohne Einwirkung von Thrombin) in Fibrin umzuwandeln. Eine Vernetzung zu normalem unlöslichen Fibrin wird damit verhindert. Das durch Schlangengift entstandene Fibrin wird rasch über das RES aus dem Kreislauf gebracht.
Bei peripheren Durchblutungsstörungen, bei denen eine Fibrinolysetherapie mit SK nicht in Frage kommt, wird gelegentlich eine Arwintherapie durchgeführt. Die Reduktion des Plasma-Fibrinogenspiegels auf 60–100 mg% (= 0.06 – 0,1 g/L) ist unter Arwinbehandlung wünschenswert.

3. Laboruntersuchungen

3.1. Die wichtigsten Gruppenteste

Der Quick-Test (Thromboplastinzeit), die partielle Thromboplastinzeit (PTT) und Thrombinzeit (Plasmathrombinzeit) sind das Grundprogramm für die Aufdeckung einer Gerinnungsstörung.

Die Normalwerte für die genannten Teste können von Labor zu Labor leichte Schwankungen aufweisen.

Durchschnittswerte für den Normalbereich:

Quick-Test	PTT	Thrombinzeit
70–100%	40–50 s	16–22 s

Quick-Test. Dem Untersuchungsmaterial wird Gewebsthromboplastin (Thrombokinase) und Ca^{++} zugefügt. Mit Hilfe des Quick-Testes werden Störungen im Extrinsic-System aufgedeckt. Neben dem Fibrinogen (F.I) und dem Thrombin (F.II) gehen die F.V, VII und X in die Bestimmung ein (s. 1.3 und Tabelle 7).

PTT. Dem Untersuchungsmaterial (Citratplasma) wird partielles Thromboplastin (Chloroform Extraktion aus Hirngewebe) und Ca^{++} zugefügt.

Mit Hilfe der PTT werden Störungen im Intrinsic-System aufgedeckt. Neben dem Fibrinogen (F.I) gehen der F.II, V, VIII, IX, X, XI und XII in die Bestimmung ein (s. 1.3 und Tabelle 7)

Thrombinzeit. Dem Untersuchungsmaterial (Citratplasma) wird eine definierte Thrombinmenge zugeführt. Der Test erfaßt die Umwandlungsvorgänge von Fibrinogen zu Fibrin.

Erniedrigter Quickwert:
Ursachen:
Leberparenchymschaden,
Vit.-K-Mangel
Therapie mit sog. Vit.-K-Antagonisten (Cumarine: Marcumar, Sintrom, Tromexan, Rattengift vom Warfarin-Typ)
Fibrinogenmangel,
sehr hohe Heparinspiegel
Extreme Blutverdünnung (Hämodilution, s. 2.3.4)

Verlängerte PTT:
Ursachen:
Hämophilie A und B
Heparintherapie
Fibrinogenmangel
Hämodilution
Cumarinvergiftung (zusammen mit extremer Quick-Werterniedrigung)
Eine *verkürzte PTT* (< 30s) kann auf eine verstärkte Gerinnung (Hypercoagulabilität) hinweisen!

Tabelle 7. Typische Konstellation der Gruppentests bei bestimmten pathophysiologischen Zuständen

	Quick	PTT	Thrombinzeit
Heparin in therapeutischer Dosis	70%	80 s	70 s
Fibrinogenmangel (bei Verbrauchscoagulopathie oder SK-Therapie)	40%	80 s	45 s
Hämophilie A	100%	240 s	20 s
Cumarintherapie	20%	40 s	20 s
Cumarinüberdosierung	10%	70 s	20 s

Verlängerte Thrombinzeit:
Ursachen:
Fibrinogenmangel
hoher Anteil von Fibrin(ogen)-Spaltprodukten
(Antithrombin VI)
Heparintherapie (s. Tabelle 7)
Hämodilution (selten)

3.2. Thrombelastographie – Fibrinogenbestimmung

Die Thrombelastographie ist eine Methode, die es ermöglicht, im Blut oder Plasma fortlaufend die Bildung und Retraktion eines Gerinnsels zu registrieren. Diese Gerinnungsuntersuchung ist besonders für Dokumentationszwecke geeignet.

Methode: In einer 0,15 ml großen Küvette wird das venöse Citratblut oder Plasma nch Zufügung von Calcium (Aufhebung des Citrateffektes) mit Paraffin überschichtet. Die Küvette wird um ihre Hochachse rhythmisch hin- und hergedreht. In das Untersuchungsmaterial ragt ein Stift, der an einem Torsionsfaden hängt. Infolge des sich langsam bildenden adhäsiven Fibrins kommt es zunehmend zu einer Verbindung zwischen Küvettenwand und Stift, so daß diesem die Drehbewegungen der Küvette – entsprechend dem Stadium der Gerinnungsbildung – mitgeteilt werden. Die mitgeteilten Drehbewegungen des Stiftes werden über eine Lichtquelle (oder Direktschreiber) auf einem Film oder Papier festgehalten.

Das typische Bild eines Thrombelastogramms ähnelt einer Stimmgabel (Abb. 2). Wichtige Meßeinheiten sind die R-Zeit (= Reaktionszeit), K-Zeit (= Koagelbildungszeit) und die maximale Amplidtude (als Ausdruck des Thrombusbildungsausmaßes und seiner Retraktion).

Bei Verwendung von venösem Citratblut können folgende Zahlen als Normalwerte gelten:
R = 5–7 min
K = 3–5 min
maximale Amplitude = 25–50 mm;
eine Verlängerung der R-Zeit findet sich bei:
a) Verminderung von plasmatischen Gerinnungsfaktoren, z.B. bei Hämophilie, starke Quick-Wert-Erniedrigung infolge Cumarineinnahme,
b) überschießender Heparineffekt (s. Abb. 3),
c) Hämodilution;
eine Verlängerung der K-Zeit findet sich bei:
a) Thrombocytopenien/Thrombocytopathien
b) Heparineinfluß (therapeutische Dosen)
c) Fibrinolyse
d) Hämodilution.
Die K-Zeit ist nicht mehr meßbar, wenn die Kurvendicke von 20 mm nicht mehr erreicht wird. Z.B. bei ausgeprägter Fibrinolyse, mit und ohne Fibrinolysespindel (Abb. 4).
Die maximale Amplitude kann bei Thrombocytenmangel und/oder Hypofibrinogenämien (< 1,0 g/l) verschmälert sein.
Im folgenden werden einige Beispiele von Thrombelastogrammen (TEG) aufgezeigt.
a) normales TEG
b) TEG unter Heparineinfluß in therapeutischer Dosis (keine Unterscheidungsmöglichkeit zu Thrombocytopenie)
c) Fibrinolyse-TEG.
Neben einer Kontrolle der Globalgerinnung eignet sich das TEG vorzüglich zum Nachweis von spontanen oder medikamentös induzierten Fibrinolysen (in charakteristischen Fällen: typische Fibrinolysespindel (Abb. 4). Es kann aber

Abb. 2. Normales Thrombelastogramm

Abb. 3. Thrombelastogramm eines mit Heparin behandelten Patienten. Summe der R- und K-Zeit erheblich verlängert (= 61 min, normal 12 min)

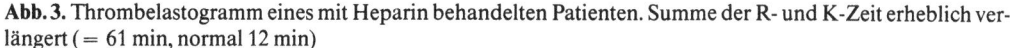

Abb. 4. Fibrinolyse-Thrombelastogramm (Streptokinase-Behandlung). Charakteristische Fibrinolysespindel

auch zur Kontrolle eines Heparineffektes benutzt werden.

Für die Bestimmung des Fibrinogens werden verschiedene Methoden benutzt. Am häufigsten wird die Methode nach Clauss angewendet: Die Gerinnselbildungszeit nach Zugabe von Thrombin ist abhängig vom Fibrinogengehalt des Plasmas! Normalwerte liegen zwischen 200–400 mg%.

Ist eine Fibrinbestimmung in akuten Fällen nicht möglich, so läßt sich aus der maximalen Amplitude des TEGs abschätzen, ob mit einem normalen Fibrinogenspiegel zu rechnen ist oder nicht.

3.3. Spezielle Teste bei disseminierter Verbrauchscoagulopathie mit und ohne Hyperfibrinolyse

Die disseminierte Verbrauchscoagulopathie (D. I. C.) ist die häufigste Gerinnungsstörung, die wir im Rahmen der Akutmedizin antreffen. Für die Diagnostik und Verlaufskontrolle werden bestimmte Laboruntersuchungen herangezogen.

3.3.1. Äthanol-Gel-Test

Das Auftreten einer D. I. C. zeichnet sich durch eine überschießende Bildung von löslichen Fibrinmonomeren und Fibrinmonomerkomplexen aus.

Die löslichen Komplexe sind lösliche Aneinanderreihungen entweder von Fibrinmonomeren mit Fibrinogen oder mit Fibrin(ogen)-Spaltprodukten (s. 3.3.3).

Äthanol vermag diese Komplexe zu zerlegen in Fibrinmonomeren und ihre Reaktionspartner. Die des Partners beraubten Fibrinmonomere ihrerseits können sich nun zu unlöslichen Fibrinpolymeren zusammentun. Diese Reaktion wird erkennbar durch das Auftreten von gallertigen Gerinnseln (positives Testergebnis!). Liegen keine Fibrinmonomerkomplexe vor, so bleibt das Plasma klar!

3.3.2. Reptilasezeit

Tritt im Rahmen einer D. I. C. eine starke Fibrinolyse auf, so fallen Fibrin(ogen)-Spaltprodukte (s. 1.4: FDP) vermehrt an. Diese Spaltprodukte hemmen die Überführungsreaktion von Fibrinogen zu Fibrin, die durch Schlangengifte, z. B. durch Reptilase, bewirkt wird (verlängerte Reptilasezeit > 16 s).

Es wird zwar auch die Überführungszeit von Fibrinogen zu Fibrin durch Thrombineinfluß (s. 3.2: Thrombinzeit) meßbar verlängert. Der Reptilasetest ist aber unabhängig von Antithrombinen, z. B. von Heparin. Seine Verlängerung ist daher spezifisch durch Spaltprodukte bedingt, vorausgesetzt der Fibrinogenspiegel des Plasmas befindet sich im Normalbereich.

Weiterhin: Die Paralleluntersuchung Thrombinzeit und Reptilasezeit erlaubt eine Beurteilung, in welchem Ausmaß eine Gerinnungsver-

zögerung durch Heparin und/oder Spaltprodukte bedingt ist.

Dieser Punkt kann bei einer Fibrinolysetherapie mit Streptokinase wichtig sein, wenn gleichzeitig Heparin infundiert werden mußte
(s. 5.1.3).

3.3.3. Fibrin(ogen)-Spaltprodukte

Fibrin(ogen)-Spaltprodukte, auch FDP (fibrinogen degradation products) genannt, treten
bei spontanen oder durch Fibrinolytica (Streptokinase, Urokinase) induzierten Fibrinolysen
auf.

Sie wirken durch ihren Verzögerungseffekt auf
die Fibrinogenumwandlung und auf die Poly-
merisierung der Fibrinmonomere wie Anticoagulantien. Daher auch die alte Bezeichnung Antithrombin VI. Ihr Effekt läßt sich pauschal mit
Hilfe der Thrombinzeit (s. 3.1) und der Reptilasezeit (s. 3.3.2) abschätzen.

Sie können aber auch quantitativer durch spezielle Labortests (z. B. mit der Latexmethode
oder Staphylococcal-Clumping-Test) und andere Tests erfaßt werden.

Bei Fibrinolysen können erfahrungsgemäß
0,05 g–3,0 g/l an Fibrin(ogen)-Spaltprodukten
im Plasma auftreten. Im Normalplasma ist ihr
Spiegel so niedrig, daß sie mit üblichen Labor-
methoden nicht erfaßt werden (weniger als
0,05 g/l).

4. Therapie bei Blutungsleiden

4.1. Allgemeine Maßnahmen

Lagerung. Die Lagerung von Patienten mit akuten Leukose- und neoplastischen Systemerkrankungen wird im allgemeinen nicht von der mit konsumierenden Erkrankungen anderer Organsysteme abweichen. Es gilt, Druckulcerationen an den bevorzugten Bereichen wie Fersen-, Steiß-, Schulter- und Hinterhauptregion zu vermeiden. Bei Patienten mit Phlebothrombosen muß gleichzeitig eine Hochlagerung der betroffenen Extremität berücksichtigt werden.

Wundpflege. Wunden müssen vor allem in Fällen, bei denen aus Gründen einer akuten vitalen Bedrohung, z. B. bei Lungenembolien, eine Anticoagulantien- oder Fibrinolysetherapie erforderlich ist, unter den Gesichtspunkten der Nachblutung mehrmals täglich beobachtet werden.
Die Frage lautet:
1. Wie tief ist die Wunde (bzw. wie viele Schichten sind betroffen)?
2. Wie lange ist der Zeitraum von der Operation bis zur Fibrinolysetherapie?

Punktionsstellen. Nach Punktion von Cubital- oder Unterarmvenen reicht bei einer Fibrinolysetherapie ein Kompressionsverband im allgemeinen aus. Ständige Kontrollen zum Ausschluß von Nachblutungen sind aber erforderlich.
Bei gehäuft auftretenden Nachblutungen unter einer Fibrinolysetherapie ist es ratsam, für die Befestigung der Verbände auf Heftpflaster zu verzichten. Die *Druckverbände* sollten mit *Mullbinden* oder *elastischen Wickeln* befestigt werden.

Für Blutentnahme ist bei Patienten, die mit Streptokinase behandelt werden, ein zweiter venöser Zugang erforderlich.
Frische intramuskuläre Injektionsorte sind im Gegensatz zu subcutanen häufig Ursache für ausgedehnte Blutungen. Deshalb wird von einigen Klinikern eine Karenz von 8–14 Tagen nach i. m. Injektionen für eine Fibrinolysetherapie für notwendig gehalten. Ist in einer Notsituation (z. B. Schock, Lungenembolie) trotzdem eine Streptokinasetherapie erforderlich, so müssen die Injektionsorte genau beobachtet werden, u. U. ist eine lokale Kompression erforderlich. Bewährt haben sich auch lokale „Kühlungen" mit Eisblasen oder Kälteelementen.
Venöse und intraarterielle Blutentnahmen aus dem Femoralbereich sind Kontraindikationen für eine anschließende Fibrinolysetherapie, hingegen nicht für eine Heparinbehandlung. Ob nach Anlegung eines Jugularis-Venenkatheters eine Streptokinasebehandlung möglich ist, muß von Fall zu Fall entschieden werden. Häufig treten große Halshämatome unter Streptokinase auf. Sie sind aber schneller zu diagnostizieren und effektiver zu behandeln als tiefe Hämatome in den Weichteilen der Gesäßmuskulatur oder der Femoralispforte (Gefahr des Psoas-Hämatoms).
Mikrohämatokrit-Untersuchungen sollten bei Fibrinolysebehandlungen zweimal innerhalb von 24 Stunden durchgeführt werden. Bei Verdacht auf eine Blutung hat die Untersuchung selbstverständlich häufiger zu erfolgen.

Blutzuckerschnellteste, Hämatokrit. Material für Blutzuckerschnellteste und für den Mikrohämatokrit – letzterer besonders bei Patienten mit gerinnungshemmender Therapie wichtig – werden im allgemeinen aus dem Ohrläppchen oder der Fingerbeere abgenommen. Nachblutungen sind unter Anticoagulantien, besonders aber unter Streptokinaseeinfluß häufig.

Um die Hautverletzungen so gering wie möglich zu halten, sollten Blutabnahmen nicht aus dem Ohrläppchen oder der Fingerbeere erfolgen, sondern intravenös durchgeführt werden. Ist aber die Punktion eines Ohrläppchens nicht zu umgehen, so hat eine Kompression des verletzten Ohrläppchens mit sterilem Mull, evtl. mit gerinnungsaktivem Material (z. B. Velyn) zu erfolgen. Die Befestigung eines Kompressionsverbandes läßt sich mit einer Wäscheklammer durchführen.

Sediment. Bei Patienten, die akut mit Anticoagulantien oder Streptokinase behandelt werden, sollten in kurzen Abständen – am besten täglich – Sedimentkontrollen durchgeführt werden. Nierenkonkremente, die bisher symptomlos waren, können sich häufig erst unter einer gerinnungshemmenden Therapie durch Mikro- oder Makrohämaturie bemerkbar machen. In einigen Fällen können Polypen und/oder andere Tumoren sich durch eine Blutung manifestieren.

In manchen Fällen wird außer einer ausgeprägten Hypocoagulabilität keine Ursache für die Blutung am Urogenitaltrakt entdeckt.

Blasenverweilkatheter, Beatmungskanülen. Sie sind keine Kontraindikationen für eine Heparin- oder Streptokinasetherapie. Trotzdem ist eine kritische Beobachtung des Urins und/oder der lokalen Bereiche erforderlich. Blasenspülungen mit Medikamenten, die eine Reizung der Blasenschleimhaut ausüben (hämorrhagische Cystitis) sollten unterbleiben. Bei Patienten mit frisch angelegten Tracheostomata darf nicht sofort fibrinolysiert werden. Eine Karenz von mindestens 8 Tagen ist wünschenswert. Häufige Beobachtungen des Tracheostomas und des Verbandmaterials auf frische Blutungen sind erforderlich.

4.2. Hämostyptica

4.2.1. Lokal anwendbare Hämostyptica

Bei den lokal anwendbaren Hämostyptica handelt es sich überwiegend um thrombinhaltige Präparate, die entweder als Flüssigkeit auf eine sterile Kompresse getropft werden oder in einem resorbierenden schwammartigen Gelatingewebe enthalten sind, wie z. B. Thrombinum purum Behringwerke, Topostasin, Akrithrombin, Thrombo-Tuffon, Velyn.

Bei Streptokinase-behandelten Patienten kann der Versuch, eine solche Blutstillung mit einem der genannten Mittel herbeizuführen, unwirksam sein. In diesen Fällen ist ein Versuch mit einer sterilen Kompresse, die mit einem sog. Antifibrinolyticum getränkt ist, angebracht. Zu den Antifibrinolytica gehören Epsilon-Aminocapronsäure, Cyclocapron, Ugurol, Anvitoff, Gumbix.

Die genannten Präparate sind aber im engeren Sinne keine Hämostyptica. Beim Fehlen einer lokalen oder systemischen Fibrinolyse sind sie wirkungslos.

4.2.2. Partielles Thromboplastin (Fibraccel)

Die Schwierigkeiten in der Behandlung von Gerinnungsstörungen bei Patienten mit Thrombocytopenien oder -pathien liegen im wesentlichen in der Zuführung von funktionsfähigen Thrombocyten.

Der Mangel an Thrombocytenfaktor 3 (s. 1.2) kann durch die Zuführung eines Phospholipidkomplexes (partielles Thromboplastin), das unter der Bezeichnung Fibraccel im Handel ist, ausgeglichen werden. Im allgemeinen werden $3–6 \times 20$ ml Fibraccel i. v. verabfolgt. Eine Indikation kann bei Plättchenmangel im Gefolge einer Leukose, eines Plasmocytoms, einer cytostatischen Behandlung, bei Lebercirrhosen, bei immunologischen Thrombocytopenien und gelegentlich bei starken Verbrauchsreaktionen gegeben sein. Auch nach Massentransfusionen kann u. U. durch das Fehlen von funktionsfähi-

gen Thrombocyten (überaltertes Konservenblut) eine Thrombocytopenie vorliegen.
Gelegentlich wird auch bei Thrombocytopenien ein thrombocytenhaltiges Spezialplasma
oder die Cohn-Fraktion I eingesetzt (s. 4.2.3).

4.2.3. Gerinnungsaktive Spezialplasmen

Am häufigsten wird Human-Fibrinogen benutzt. Die kritische Grenze des Plasmafibrino-
gens, bei welcher Blutungen auftreten können,
liegt bei Werten unter $100 \, mg\%$ ($< 1,0 \, g/l$).
Im allgemeinen ist bei Erwachsenen nach Gabe
von $1–2 \, g$ Human-Fibrinogen mit einer Erhöhung des Fibrinogenspiegels um $100 \, mg\%$ (=
$1,0 \, g/l$) zu rechnen. In Ausnahmefällen, z. B. bei
Sturzblutungen (z. B. nach Placentalösungen),
müssen $4–8 \, g$ Human-Fibrinogen sofort gegeben werden. Bei Verbrauchscoagulopathien
muß die Fibrinogenzuführung ebenso wie die
Substitutionsbehandlung mit anderen gerinnungsaktiven Plasmen unter Heparinschutz erfolgen.
Die Cohn-Fraktion I enthält neben Fibrinogen
und Thrombocytenbruchstücken angereichert
F. VIII. Neben den sog. antihämophilen Kryo-
präcipitaten (durch Gefriertrocknungsverfah-
ren gewonnene Spezialplasmen) werden Cohn-
Fraktionen bei Hämophilie A (s. 2.2.1) eingesetzt, sofern antihämophile Spezialglobuline
(Faktor-VIII-Konzentrate) nicht zur Verfügung
stehen.
Das sog. Prothrombinkonzentrat enthält die
Gerinnungsfaktoren der sog. Prothrombingruppe: II, VII, IX, X. – Früher auch PPSB genannt:
Prothrombin (II), Prokonvertin (VII), Stuart-
Faktor (X), antihämophiles Globulin B (IX),
(s. 1.3).
Das Prothrombinkonzentrat wird aus Human-
plasmen Australia-Antigen-negativer Spender
gewonnen.
Prothrombinkonzentrate finden Anwendung
bei angeborenen Gerinnungsstörungen wie der
Hämophilie B, aber auch bei erworbenen Koa-
gulopathien wie bei Lebercirrhosen, bei der
akuten Leberdystrophie, bei Marcumar-Über-
dosierungen und Vitamin-K-Mangelzuständen.
Im allgemeinen wird bei den letztgenannten Zuständen gleichzeitig Vitamin K_1 (Konakion)
oral oder parenteral verabfolgt, da die im Kon-
zentrat zugeführten Faktoren nur eine kurze
Halbwertszeit besitzen (s. Tabelle 2) und ohne
eine ausreichende Syntheseleistung von Gerinnungsfaktoren eine anhaltende Gerinnungssta-
bilität nicht gewährleistet ist.
Faktor-XIII-Konzentrat wird bei Blutungen
und Wundheilungsstörungen im Gefolge eines
angeborenen oder erworbenen Faktor-XIII-
Mangels angewendet.
Der aktivierte F XIII ist in der Lage, Fibrinfä-
den miteinander querzuvernetzen (s. 1.4). Dies
hat zur Folge, daß Gerinnsel stabilisiert werden
und Fibroblasten beschleunigt in die Gerinnsel
einsprossen.
Erworbene Zustände von Faktor-XIII-Mangel
können im Rahmen einer Leukose, einer Fibrinolysebehandlung und bei Verbrauchscoagulopathien beobachtet werden.

5. Dosierungsfragen

5.1. Thromboembolische Erkrankungen

5.1.1. Heparin

Heparin bildet mit dem Heparincofaktor, dem Antithrombin III einen Komplex. Dieser Komplex zeichnet sich vor allem in einer raschen, wirkungsvollen Hemmung des Thrombins und des aktivierten F. X aus.

Die Dosis wird in Internationalen Einheiten (I. E.) angegeben.

Für die intravenöse Zufuhr werden im allgemeinen Heparinpräparate benutzt, die 5000 I. E. in 1 ml enthalten. Für die subcutane Anwendung im Rahmen einer Thromboseprophylaxe werden höher konzentrierte Präparate (1 ml = 20000 I. E./oder 25000 I. E.) bevorzugt, um einen möglichst günstigen Resorptionsverzögerungseffekt zu erzielen.

Selten werden sog. Depot-Heparine benutzt. Sie werden mit einer „Depot"- oder „Verzögerungssubstanz" versetzt.

Tabelle 8. Besonderheiten, die bei einer Heparintherapie zu beachten sind

Sofortige Wirkung: schon nach Minuten
Effektivitätskontrolle:
   PTT oder Thrombinzeit oder Thrombelastographie
Überwachungskontrollen:
   Blutdruck
   Sediment
   Hämatokrit
Blutgruppenbestimmung erforderlich.
Materialgewinnung für Gerinnungsteste:
   Citratblut: Mischverhältnis 1 : 10

Lokale Spuren von Heparin können die Verlängerung der Thrombinzeit auf nicht meßbare Werte steigern. (Keine Materialabnahme aus dem Infusionskatheter!)

Bei intravenöser Anwendung wird i. a. zunächst ein Bolus von 5000–10000 I. E. verabfolgt. Eine i. v. Dauerinfusion von 10000–15000 I. E. pro 12 Stunden schließt sich dem Bolus an.

Der Therapie-Effekt wird mit Hilfe der PTT und/oder der Thrombinzeit bzw. der Thrombelastographie kontrolliert (s. Tabelle 8).

Bei optimalem Erfolg sollte sich mindestens eine Verdoppelung des Normal- bzw. des Ausgangswertes ergeben. Für die Thrombelastographie ergibt sich sinngemäß eine Verdoppelung der normalen R- und K-Summe. Im allgemeinen wird eine Gerinnungsverzögerung bis zum Vierfachen der Grund- bzw. Normalwerte toleriert. In seltenen Fällen werden noch stärkere Verlängerungen der Teste in Kauf genommen: z. B. Thrombinzeiten von 100–120 Sekunden. Eine überschießende Heparinwirkung kann bei Oligurie oder Anurie auftreten (verminderte Ausscheidung über die Niere).

5.1.2. Cumarin

Unter den Cumarinpräparaten wird in Deutschland das Marcumar am häufigsten benutzt.

Vor der Therapie sollte eine Untersuchung des Quick-Ausgangswertes erfolgen (zum Ausschluß eines *Leberschadens*).

Da eine Gerinnungsverzögerung mit ausreichendem Schutz vor thromboembolischen Komplikationen erst nach 3–4 Tagen eintritt, empfiehlt es sich in vielen Fällen, eine überlappende Behandlung mit dem sofort wirksamen Heparin durchzuführen (s. Tabelle 9).

Eine Erniedrigung des Quick-Wertes unter Heparineinfluß tritt nur selten – meist bei Überdosierung desselben – auf.

Im Anschluß an eine Fibrinolysebehandlung werden häufig niedrige Quick-Werte gemessen. Dieses Phänomen ist als Erniedrigung des F. I und F. V unter der SK-Therapie zu bewerten. Da der Quick-Wert sich rasch nach einer Fibrinolyse erholt, kann Marcumar in voller Dosis gegeben werden.

Im allgemeinen wird Marcumar nach folgendem Plan dosiert:
1. Tag   6 Tabletten
2. Tag   3–4 Tabletten
3. Tag   2 Tabletten
4. Tag   1–2 Tabletten, je nach Quick-Wert.

Im weiteren Verlauf erfolgen die Quick-Wert-Kontrollen bei gut eingestellten Patienten nur noch wöchentlich (oder 14tägig).

Bei bestimmten Medikamenten-Kombinationen (s. 2.3.5b) können trotz einer „üblichen" Marcumar-Dosierung nicht meßbare Quick-Werte auftreten. Die Therapie muß dann wie bei einer Marcumar-Überdosierung bzw. -Vergiftung erfolgen (s. 7.2).

Dasselbe gilt für überschießende Quick-Wert-Erniedrigungen nach Laxantienabusus oder bei chronischer Diarrhoe (verminderter Vit.-K$_1$-Synthese).

Eine Blutgruppenbestimmung ist in allen Fällen erforderlich.

Tabelle 9. Besonderheiten, die bei der Cumarintherapie zu beachten sind

---

z. B. Marcumar

Verzögerte Wirkung: 3–4 Tage bis zum optimalen
  Effekt
Effektivitätskontrolle:
  Quick-Wert
  evtl. Thrombelastogramm bei Überdosierung auch
  PTT
Überwachungskontrollen:
  Blutdruck
  Puls
  Sediment
  Hämatokrit
Blutgruppenbestimmung erforderlich.
Materialgewinnung für den Quick-Wert:
Citratblut: Mischverhältnis 1 : 10 (nicht aus dem
  Infusionskatheter!)
Bei Überwässerung (z. B. auch bei der Gabe von
  Plasmaexpandern vom Dextrantyp) können
  infolge der Plasmaverdünnung niedrigere
  Quick-Werte gemessen werden.

5.1.3. Streptokinase (SK)

Eine Blutgruppenbestimmung muß vor jeder Fibrinolyse-Therapie erfolgen. Über die paradoxe Wirkungsweise der SK wurde schon berichtet (s. 2.3.5). Es sei hier nochmals betont: Eine Unterdosierung kann zur Blutung führen! Besteht eine hyperfibrinolytische Blutung infolge verstärkter Freisetzung des fibrinolytisch wirkenden Enzyms Plasmin, so kann eine Dosiserhöhung die Blutungsbereitschaft rasch beseitigen!

Im allgemeinen wird eine Initialdosis von 250 000–500 000 I. E. SK in 20 Minuten mit einer Motorpumpe verabfolgt.

Die Erhaltungsdosis beträgt 100 000 I. E. SK pro Stunde. Aus Gründen der Praktikabilität werden vielfach 750 000 I. E. SK pro 12 Stunden mit einer Motorpumpe infundiert.

Spätestens ab der 24. Stunde wird zusätzlich Heparin infundiert, z. B. 600–800 I. E. stündlich. Die zusätzliche Anticoagulation ist deshalb erforderlich, weil die Produktion von gerinnungshemmenden Fibrin(ogen)-Spaltprodukten (FDP) nach 24 Stunden erheblich abnimmt und trotz ausreichender Fibrinolyse eine gesteigerte Gerinnbarkeit auftreten kann.

Vor einer SK-Behandlung sollten die Gruppenteste: Quick-Wert, PTT, Thrombinzeit durchgeführt werden.

Für die Überwachung einer Fibrinolysebehandlung – vor allem bei den sog. Langzeitlysen – werden zusätzlich Fibrinogenbestimmung, Thrombelastographie und Reptilasezeit-Bestimmung (evtl. Spaltprodukte quantitativ) durchgeführt.

5.2. Reduzierte Gerinnbarkeit bei Hämoperfusion und Hämodialyse

Für die Durchführung einer Hämoperfusion oder Hämodialyse ist die Durchführung einer Heparin-Anticoagulation unumgänglich.

Da der Effekt sofort am Krankenbett gemessen werden muß, wird im allgemeinen die Vollblutgerinnungs-Methode benutzt. Bewährt hat sich die Gerinnungsbestimmung im Uhrglasschälchen (s. Abb. 5):

Vorgehen

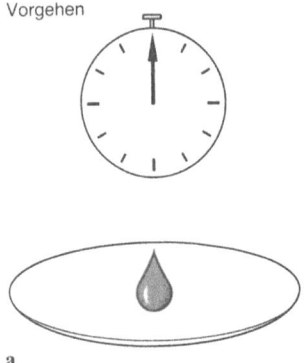

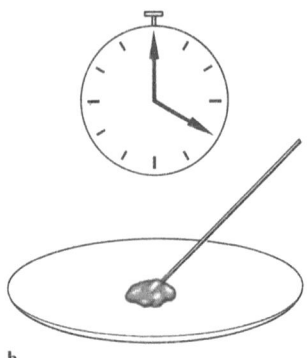

a
Gleichzeitig mit Anstechen wird
Stoppuhr gestartet. Den ersten
spontan hervortretenden Tropfen
mit dem Uhrglas auffangen

b
Alle 20 s mit einem Mandrin durch
den Bluttropfen fahren, bis der
erste Fibrinfaden hängenbleibt

Abb. 5 a, b. Durchführung der Vollblutgerinnungsbestimmung als Bed-side-Methode. Vergleiche 5.2!

Durch Rühren von Naturblut mit einem Glas-
stab wird der Zeitpunkt von der Blutabnahme
bis zur Bildung eines sichtbaren Fibrinfadens
gemessen. Die Zeit wird mit einer Stoppuhr gemessen.
Die normale Vollblutgerinnungszeit beträgt
2–3 Minuten. Unter optimalem Heparineinfluß
wird eine Verlängerung zwischen 20 und 30 Minuten gefordert.
Die notwendige Gerinnungsverzögerung ist
von der Art des Dialysators und des Hämato-
krits abhängig. Eine individuelle Dosierung
muß je nach Ausfall des Vollblutgerinnungste-
stes erfolgen.

Beispiel:
45jähriger Patient mit urämisch-hämolytischem
Syndrom, 75 kg schwer.
Hämodialyse: Beginn 18.00 Uhr.

		Vollblut-gerinnung
17.57		3′
17.58	5000 I.E. Heparin	19′
18.00		29′
19.20		13′
19.21	5000 I.E. Heparin	23′
19.47		14′
19.48	5000 I.E. Heparin	23′*

6. Interpretation von Labortesten

6.1. Im Rahmen einer gerinnungshemmenden Therapie

Eine Erniedrigung des Quick-Wertes ist im allgemeinen als Ausdruck eines Abfalls von Faktoren der Prothrombingruppe (II, VII, X) zu werten.

Nur der Faktor IX wird nicht vom Quick-Test, sondern mit Hilfe der PTT erfaßt. Weiterhin geht der Faktor V in den Quick-Test ein. Er wird aber nicht durch Cumarin in der Synthese gehemmt.

Ein erniedrigter Quick-Test wird auch bei Fibrinogenmangel gefunden. Daher tritt unter einer erfolgreichen Fibrinolyse immer eine Quick-Wert-Erniedrigung auf (s. Tabelle 7).
Bei hohen Heparinspiegeln findet man ebenfalls eine Quick-Erniedrigung (mehr als 1 I.E. Heparin/ml Blut).
Die Thrombinzeit bleibt unter Cumarintherapie (z.B. unter Marcumar-Einfluß) konstant.
Heparin bzw. der Heparin-Antithrombin-III-Komplex (s. 5.1.1) besitzt eine Antithrombinwirkung. Die Thrombinzeit wird daher je nach Höhe des Heparinspiegels verlängert.
Die Verlängerung der Thrombinzeit im Verlauf einer Fibrinolysebehandlung mit Streptokinase wird zum einen durch die Senkung des Fibrinogenspiegels, zum anderen durch das Auftreten von Fibrin(ogen)-Spaltprodukten (s. 3.3.3) bewirkt.
Die Reptilasezeit kann bei einer Hypofibrinogenämie verlängert sein. Sie wird aber weder durch Cumarine noch durch Heparin verlängert. Lediglich bei Vorliegen von Fibrinogen-Spaltprodukten (FDP: s. 3.3.3) erfolgt eine deutliche Erhöhung der Reptilasezeit.
Eine Verlängerung der PTT finden wir im Gefolge einer Heparintherapie und nach Gabe von Streptokinase (Abfall des Fibrinogens und des Faktors VIII).
Im Rahmen einer Cumarin-Überdosierung, z.B. bei einer Marcumar-Vergiftung, kann eine PTT-Verlängerung als Ausdruck eines Faktor-IX-Mangels auftreten.

6.2. Bewertung der einzelnen Tests im Rahmen einer Verlaufskontrolle

Verlaufskontrollen erfolgen im Rahmen von Substitutionsbehandlungen mit speziellen gerinnungsaktiven Plasmen (s. 4.2.3) oder als Effektivitätskontrollen während einer Anticoagulantien- bzw. Fibrinolysetherapie. So wird bei Cumarin-Überdosierungen eine Anhebung des Quick-Wertes über 30% und eine Normalisierung der PTT nach Prothrombinkomplex-Konzentrat angestrebt.
Bei Patienten mit Hämophilie A wird nach Gabe von Cohn-Fraktionen und/oder F-VIII-Konzentraten die Normalisierung der PTT als wertvoller Hinweis auf eine erfolgreiche Substitution gewertet. Eine Normalisierung der Thrombinzeit wird – sofern keine Antithrombine vorliegen – als Indiz auf eine Besserung des Fibrinogenspiegels nach Substitution beurteilt.
Keiner der aufgeführten Labortests kann eine Verschlechterung oder Normalisierung der Thrombocytenfunktion anzeigen. Für eine Verlaufskontrolle der Thrombocytenfunktion bietet sich die Thrombelastographie an (s. 3.2).
Als wesentliche Effizienzkontrolle bei der Heparintherapie bieten sich die Bestimmung der PTT und/oder der Thrombinzeit an. Besteht keine Verlängerung der gemessenen Zeiten in

beiden Tests, so muß die Heparindosis erhöht werden.

Ist unter SK-Behandlung keine Thrombinzeit oder Reptilasezeit-Verlängerung nachweisbar, so müssen weitere Tests (Thrombelastographie, Fibrinogen, Spaltprodukte) hinzugezogen werden, um das Ausmaß der Fibrinolyse zu untersuchen. Eventuell muß in einer derartigen Situation zusätzlich zu Streptokinase Heparin infundiert werden (s. 5.1.3).

6.3. Materialgewinnung für Gerinnungsuntersuchungen

Im allgemeinen wird für Gerinnungsuntersuchungen Citratblut im Mischverhältnis 1:10 benutzt. Für die Gewinnung des Materials gelten folgende Überlegungen:

1. Schonende Venenpunktion (Gefahr der Nachblutung bei Anticoagulantien und bei Fibrinolytica!)

2. Ausreichende Kompression der Abnahmestelle.

3. Möglichst Abnahmen aus Infusionskatheter vermeiden (Verdünnungseffekt, Versetzen mit Heparin und Streptokinase-Spuren!)

4. Hämolyse vermeiden (möglichst keinen oder nur geringen Sog mit der Spritze ausüben; nicht zu enge Kanülen wählen!)

5. Vorsichtig, aber ausreichend schütteln, um eine Mischung des Blutes mit Citrat zu gewährleisten!

6. Rascher Transport zum Gerinnungslabor.

7. Zusatz eines Antifibrinolyticums bei Material, das für die Fibrinogenbestimmung von ,Fibrinolyse'-Patienten gewonnen wird.
Andernfalls werden das Fibrinogen auf dem Transport z. T. aufgelöst und im Labor zu niedrige Fibrinogen-Werte gemessen.
In der Praxis geht man so vor, daß zu 10 ml Citratblut 0,1 ml Aprotinin (= 2000 I.E.) (Trasylol, Antagosan) hinzugefügt wird.

7. Therapiemaßnahmen bei medikamentös induzierten Blutungen

7.1. Heparin-Überdosierung

Bei einer Überdosis von Heparin ist zunächst eine Pause von 2–3 Stunden einzulegen. Dann kann je nach Ausfall der Thrombinzeit und der PTT eine Nachbestimmung der notwendigen Heparinmenge erfolgen. Vor allem bei Nierenversagen muß trotz „normaler" Dosierung mit einem Überdosiseffekt gerechnet werden.

Bei *manifester Blutung* wird man umgehend eine Neutralisierung des Heparins mit Protaminchlorid anstreben.

Protaminchlorid wird von verschiedenen Firmen in unterschiedlicher Konzentration angeboten.

Bei den intravenös anzuwendenden Präparaten kann man im allgemeinen davon ausgehen, daß der Inhalt einer Ampulle 1000 I.E. Heparin neutralisiert

(z.B. Protaminchlorid Vitrum = 1 ml;
          Protaminchlorid Roche = 5 ml)

Bei dem Präparat der Firma Roche muß zwischen intravenös anwendbarem Protaminchlorid „1000" (BLAUE Packung) und dem intramuskulär anwendbaren Protaminchlorid „5000" (ROTE Packung) unterschieden werden.

7.2. Cumarin-Überdosierung

Bei Cumarin-Überdosierung oder -Vergiftung wird Prothrombinkomplex infundiert. Das Präparat wird von verschiedenen Firmen hergestellt. Im allgemeinen kann man davon ausgehen, daß 1 Einheit pro kg Körpergewicht den Quick-Wert um 1% erhöht. Bei Vergiftungen mit Quick-Werten unter 10% wird man häufig 1500–2000 Einheiten Prothrombinkomplex infundieren müssen, um den Quick-Wert auf 30% zu erhöhen.

Gleichzeitig sollte Vitamin K_1 (z.B. Konakion) – wegen der schnellen Zuführung über die Pfortader zur Leber am besten oral – zugeführt werden. Die mit Prothrombinkonzentrat zugeführten Faktoren werden rasch abgebaut. (Der Faktor VII z.B. besitzt nur eine Halbwertszeit von 2–5 Stunden, vgl. Tabelle 2.)

7.3. Blutungen während einer Streptokinase-Therapie

Bei einer ausgeprägten fibrinolytischen Blutung im Gefolge einer SK-Therapie muß zunächst die SK-Dosis erhöht werden, um mehr Aktivator und weniger fibrinolytisch wirksames Enzym (Plasmin) zu erzeugen. Im allgemeinen wird dieses Phänomen in den ersten 24 Stunden der Fibrinolysetherapie beobachtet.

Später auftretende Blutungen sind meist Ausdruck der Hypo-Fibrinogenämie und eines hohen Anteils von Fibrin(ogen)-Spaltprodukten. In diesem Stadium kann unter Umständen nur eine Fibrinogen-Substitution hilfreich sein. (Zufuhr z.B. von 1,0–2,0 g intravenös). In einigen Fällen muß eine Substituierung von F. XIII erfolgen, der unter einer Fibrinolysebehandlung teilweise inaktiviert werden kann.

Eine direkte Unterbrechung der Fibrinolyse läßt sich mit den Antifibrinolytica Epsilon-Aminocapronsäure, AMCHA (Ugurol, Zyklocapron, Anvitoff) oder auch dem polyvalenten Proteinasen-Inhibitor Aprotinin (Trasylol, Antagosan) (s. auch 4.2) ermöglichen.

Dosierungen für den „akuten Fall" liegen bei 0,5–1,0 g AMCHA (Ugurol, Zyklocapron, Anvitoff) oder bei 100 000–250 000 I.E. Aprotinin.

Sachverzeichnis

(Beitrag R. Besser)

Sachverzeichnis

(Beitrag P. Lübcke)

Fachschwester – Fachpfleger

Anaesthesie – Intensivmedizin

Herausgeber: F.W. Ahnefeld, W. Dick,
M. Halmágyi, H. Nolte, T. Valerius

M. Halmágyi, T. Valerius

Weiterbildung 2

Praktische Unterweisung
Intensivbehandlungsstation – Intensiv-
pflege
1975. 67 Abbildungen. VIII, 120 Seiten
DM 28,–
ISBN 3-540-07213-6

M. Halmágyi, T. Valerius

Weiterbildung 3

Praktische Unterweisung
Punktion. Injektion – Infusion – Trans-
fusion. Gefäßkatheter
1976. 60 Abbildungen. VII, 120 Seiten
DM 28,–
ISBN 3-540-07723-5

M. Halmágyi

Diaserie – Slides II
Weiterbildung 3
Punktion
Injektion – Infusion – Transfusion
Gefäßkatheter
1979. 60 farbige Diapositive. Legenden
in deutscher Sprache.
Lieferung im Ringordner: DM 128,–
ISBN 3-540-92112-5
Gestaffelter Rabatt:
bis 5 Exemplare 20%
6–10 Exemplare 25%
ab 11 Exemplare 30%

M. Halmágyi, M. Valerius

Weiterbildung 4

Praktische Unterweisung
Sonde – Drainage – Katheter – Endos-
kopie
1980. 48 Abbildungen. VIII, 137 Seiten
DM 36,–
ISBN 3-540-08737-0

M. Halmágyi, U. Schmidt-Wyk,
T. Valerius

Weiterbildung 5

Praktische Unterweisung
Atmungsgymnastik, Inhalations-
therapie, Atmungskontrolle
1982. 27 Abbildungen. VIII, 97 Seiten
DM 38,–
ISBN 3-540-11113-1

Für jedes Buch gilt der Mengenpreis:
Ab 20 Exemplaren 20% Nachlaß pro
Exemplar

Springer-Verlag
Berlin
Heidelberg
New York

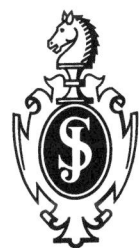

| Innere Medizin – Intensivmedizin |

Herausgeber: M. Alcock, K. D. Grosser, W. Nachtwey, G. A. Neuhaus, F. Praetorius, H. P. Schuster, M. Sucharowski, P. Wahl

S. M. Brooks

Fortbildung 1

Grundlagen des Wasser- und Elektrolythaushaltes
Deutsche Bearbeitung von
H. P. Schuster, H. Lauer
Übersetzt aus dem Amerikanischen von
G. Kaiser, M. Kaiser
1978. 27 Abbildungen, 13 Tabellen.
XIII, 67 Seiten
DM 19,80 ISBN 3-540-08429-0

J. M. Krüger

Fortbildung 2

Überwachung des zentralen Venendrucks
Übersetzt aus dem Amerikanischen von
G. Kaiser, M. Kaiser
1978. 51 Abbildungen. IX, 60 Seiten
DM 12,- ISBN 3-540-08574-2

H. P. Schuster, H. Schönborn, H. Lauer

Fortbildung 3

Schock
Entstehung, Erkennung, Überwachung, Behandlung
1978. 39 Abbildungen, 10 Tabellen.
X, 65 Seiten
DM 21,80 ISBN 3-540-08736-2

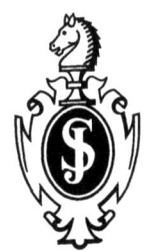

Springer-Verlag
Berlin
Heidelberg
NewYork

Fortbildung

– die konsequente Ergänzung der Reihe
Fachschwester – Fachpfleger

| Innere Medizin – Intensivmedizin |

Herausgeber:
s. Fachschwester – Fachpfleger

S. Okonek

Vergiftungen – Entgiftung – Giftinformation

Eine praxisbezogene Darstellung
Unter Mitarbeit von H. Lauer und
einem Beitrag von C. Kulessa,
J. Bußmann
1981. 53 Abbildungen. XI, 127 Seiten
DM 38,- ISBN 3-540-10331-7

D. Seybold, U. Gessler

Säure-Basen-Haushalt und Blutgase

1981. 29 Abbildungen, 9 Tabellen.
IX, 48 Seiten
DM 29,80 ISBN 3-540-10342-2

| Anaesthesie – Intensivmedizin
Innere Medizin – Intensivmedizin
Operative Medizin |

Herausgeber:
s. Fachschwester - Fachpfleger

F. Daschner

Hygiene auf Intensivstationen

Unter Mitarbeit von H. Langmaack,
E. Scherer-Klein, L. Weber
1981. 18 Abbildungen. X, 103 Seiten
DM 48,- ISBN 3-540-10602-2

Für jedes Buch gilt der Mengenpreis:
Ab 20 Exemplaren 20% Nachlaß pro
Exemplar

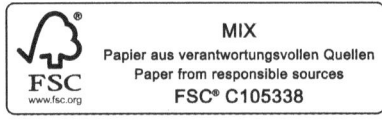

MIX
Papier aus verantwortungsvollen Quellen
Paper from responsible sources
FSC® C105338

If you have any concerns about our products,
you can contact us on
ProductSafety@springernature.com

In case Publisher is established outside the EU,
the EU authorized representative is:
Springer Nature Customer Service Center GmbH
Europaplatz 3, 69115 Heidelberg, Germany

Printed by Libri Plureos GmbH
in Hamburg, Germany